子育てから看取りまでの臨床スピリチュアルケア

井上ウィマラ
Vimala Inoue

興山舎
KOHZANSHA

はじめに——
私にとってのスピリチュアルケア

このたび、『月刊住職』に十年間百二十回にわたって連載した『スピリチュアルケア講座』の原稿をもとに本書が編まれることになり、その前書きを書くことになりました。連載を書くようにお声掛けいただいたのは高野山大学でスピリチュアルケアを教え始めて四年たった頃のことでしたので、この十年間は私にとってスピリチュアルケアの教育と研究に打ち込んでいた真最中のことでした。毎月一回、その時の私にとって一番ホットな話題を書き連ねてきました。こうして別な視点から一冊の本に編みなおされて並んだ原稿を読み返してみると、なんとも言えない不思議な感慨があります。

さて、私にとってのスピリチュアルケアとは何なのかとあらためて考えてみると、それは私にとって生きることそのものだったような気がしてきます。大学での研究活動では、仏教学、心理学、医学、看護学などの諸理論を総合的に組み合わせながらスピリチュアルケアを実践するための基礎理論を構築してゆかねばなりません。教育活動では、そうした基礎理論に基づいた具体的な援助法を開発し、体験学習や事例検討を通して学んでゆくためのお膳立てをしてゆきます。学生たちはその学びを通して、自分自身の人生について深く振り返ることを余儀なくされます。それがスピリチュアルケアを学ぶ唯一の道だからです。臨床現場には、理論や技術を覚えただけでは通用しない厳しさがあり、その厳しさを乗り越えて対人援助の道を歩んでゆくためには、自分自身の生育歴を深く振り返ることが必須となります。そういう意味で、私にとってのスピリチュアルケアは私が全身全霊で生きることそのものだったのです。

因縁を垣間見た時

私は山梨の農家に生まれ、祖父や近所の人たちにかわいがられて、田畑や野山を駆け回りながら育ちました。両親は農作業に忙しく、「お前たちのことは本当にほったらかしだった……」とよく話していたものです。その祖父だと思っていた人が実は曽祖父であり、本当の祖父は父が二十歳の頃、父を筆頭にした五人の子どもたちを捨てて帰らない人になったのだということを知ったのは、私が日本での修行からビルマ（現ミャンマー）での修行に移行してゆく頃のことでした。大学を中退し、修行していた禅宗のお寺からも飛び出し、いったい自分はどこに向かって行くのだろうと悩んでいた頃のことだったように思います。

祖父は祖母を胃がんで亡くし、五人の子どもたちを抱えてどのように家を営んでいったらよいのか道を見失ってしまったのだろうと思います。「身延の山に入る。一番末の○○は～に預けてくれ」という書き置きを残して姿を消したようです。父にとっては大きな心の傷となり、祖父のことはほとんど私には話してくれませんでした。私は親戚や近所の人に祖父のことを聞きまわりました。祖父は熱心な日蓮宗のお題目行者で、神経質すぎるくらい生真面目な人だったようです。家を出たのも、寒修行の集まりの後で、親戚や近所の人たちが手を尽くして探しても見つからなかったということです。父は数年後に死亡届を出し、仏壇には祖父の位牌も置いてありました。この間、父は四人の兄弟姉妹の世話をして世に送り出し、結婚して私たち二人の兄弟を、本当に自由に育て上げてくれました。

ある時、私は仏具を入れてある古い箱の中から祖父の日記を見つけ出しました。そこにはインクで「仏教はお寺で修行するだけでは十分ではない。家で実践してはじめてその意味がある」という趣旨のことが書かれていました。私はそれを読んで慄然としました。小さな頃から家出を繰り返し、揚げ句の果てには出家し、さらには異国に修行の旅に出ようとしている自分の生き方が、一度も会ったことのない祖父の生き方の生き写しになっているような気がしたからです。妻を失い、仏教を家庭生活の中で実践するという理想に敗れ、すべてを捨てて逝ってしまった祖父のやり残しを、私は自分の生き方を通してやり遂げようとしていたのかもしれません。父は、父親から見捨てられ、子どもにも家出や出家を繰り返される中で、私を最後まで信じ切って見守り、自由に生きさせてくれました。それが父なりのトラウマを克服する道だったのではないかと思います。ある意味で、私と父は二人がかりで力を合わせて、家に伝わる傷を癒したのかもしれません。そして、これが私にとってのスピリチュアルケアだったのです。

言語を獲得し意味を生きる人間にとって、スピリチュアルケアは生きることに必然的に含まれる命の営みなのだと思います。生きることには傷つくことが必然であり、その傷を癒すことなしには生命システムを維持することはできないからです。

子育てから
看取りまでの
臨床スピリチュアルケア

目次

私にとってのスピリチュアルケア　1

第1章　仏教的スピリチュアルケア

1　仏教的スピリチュアルケアへの期待　14
2　ケアとは仏教の実践にほかならない　19
3　看病しにくい者の五条件に学ぶ　24
4　よき看護者となるための五条件　29
5　慈しみの方法と効用　34
6　悲しみと喜びに寄り添う方法　39
7　ありのままに見守る心　44

8 言葉によらないコミュニケーション 49
9 無意識と記憶のつながり 54
10 目で気づくこと声で分かること 59
11 身体は自分のものではない ―悟りの第一条件― 64
12 戒禁取見を超える ―悟りの第二条件― 69
13 自らを拠りどころとすること ―悟りの第三条件― 74

第2章 チャイルドケアのすすめ

14 「ほどよい母親」になるために 80
15 一人でいられる力を育てるために 85

16 親子の発達促進的環境 90
17 虐待の悪循環を断ち切るケア 95
18 タイミングを逃さないケア 100
19 赤ちゃんの非言語的サインを読み取るために 105
20 子育てとしてのマインドフルネス 110

第3章 家族のスピリチュアリティ

21 家族との絆は全身全霊で 116
22 家族を見守る大切さ 121
23 息子の怪我から学んだ尊いこと 126

24　親子で読んだ『よだかの星』のおかげ　131
25　ウンウン星人になってしまって　136
26　家族と流れ星を見に行く　141
27　親が生徒で子どもが先生になってみた　146
28　親子の風邪から学んだ無我の教え　151
29　あいまいな喪失を乗り越えるケア　156

第4章　後悔しない看取りの仕方

30　末期患者を見守るケアワーカーの心得　162
31　「愛しているよ」が言えなかった　167

32 昏睡状態になってやっと言えた言葉 172
33 妻子のことより仕事ばかりしてきた人へのケア 177
34 家族の呪文を解いて自分を取り戻すために 182
35 余命告知を受けた男性の死の不安へのケア 187
36 「末期の水」というスピリチュアルケア 192
37 お迎え現象をよりよきものとするための心得 197

第5章 父の最期から学んだこと

38 父を看取る 202
39 葬儀に求められること 207

40 四十九日の受けとめ方 212
41 四歳の子どもから教えられた遺骨への思い 217

第6章 ケアする人を守るケアの方法

42 健康に死んでゆくためのケア 224
43 あの世はあるかと問われたら… 229
44 人を癒すケアワーカー自身の癒し方 234
45 生老病死のない世界はあるか 239
46 医療者が燃えつきないためにすること 244
47 医療者に不可欠な慈悲の心を養うために 250

48 怒りをどのように受けとめるか 255
49 医療者を育てるリハビリテーション 260

終章 今みんなで考えてゆきたいこと

50 今私たちが突入しつつある大量死時代に向けて 266

むすびに 272

装丁 長谷川葉月

第1章

仏教的スピリチュアルケア

1 仏教的スピリチュアルケアへの期待

ホスピス運動から生まれたケア

スピリチュアルケアは、ホスピス運動の展開の中で近年その重要性が注目されるようになってきました。

現代的なホスピス運動は、一九六七年にシシリー・ソンダース（一九一八－二〇〇五）がイギリスにセント・クリストファーズ・ホスピスを創設したことに始まります。

彼女は看護師として出発しますが、医療ソーシャルワーカーの資格を取り、さらに医

師となって痛みの緩和の研究をします。アイルランド・カソリックの慈善の姉妹会の伝統を受け継ぎながら、

①モルヒネによる効果的な疼痛緩和
②患者の生活の質を高める全人的ケアを実現するためのチーム・アプローチ
③患者の個別的ニーズにあわせたケアを提供するための研究とその成果をスタッフ間で共有する教育活動とが同時に行われる場

という三つの理念を柱にしてホスピスの立ち上げを構想してゆきました。

ホスピス運動は、このような理念に基づいたコミュニケーションとケアの実践であって、場所や建物に依存するものではありません。

スピリチュアルケアは、こうしたホスピス運動の展開の中で、患者を人として大切にする全人的ケアを実現するための重要な一環として注目されるようになってきました。

キリスト教と仏教のホスピス精神

ホスピスという言葉は、ホスト（迎える人）と、ゲスト（客）という二つの意味を併

せ持つラテン語のホスペスを語源とします。

迎えることと迎えられること、与えることと受け取ることが一つになって循環するような、人間交流を照らし出す言葉です。受け取ってくれる人がいるから与えることができるのです。

ケアしてもらうことに肩身の狭さを感じなくてもよいようなコミュニケーションやケアが理想とされるのでしょう。

そこには、相手の中に神の臨在を感じ取り、相手に仕えることを神への奉仕と思えるようなキリスト教精神が託されています。相手の中に見いだした神の臨在への祈りが具体的なケアやサービスとなって実現するという実践原理です。

一方、仏教では、布施の修行がホスピスの原理に対応するものなのではないかと思います。布施には、食べ物や薬など具体的な金品を与えること、笑顔や優しい言葉によって安心や安全を与えること、真理に関する情報や智慧を提供することなどがあります。

布施の実践において、与える人、受け取る人、やり取りされるモノの三つがこだわりなく循環してゆくことを「等三輪空寂《とうさんりんくうじゃく》」といいますが、それはまさにホスピスの理想に相当するものです。

スピリチュアルペインと中道

スピリチュアルケアは、スピリチュアルペインと呼ばれる深い心の痛みに対して共感的な寄り添いを提供します。スピリチュアルペインには、死への恐怖、死後の世界への不安、生まれてきた意味、罪悪感などがあります。終末期のこうした〝魂〟の痛みは、

①人生の意味を見いだす
②自分や他人を許す
③大切な人に「大好きだよ」を言う
④お世話になった人に「ありがとう」を言う
⑤別れを告げる

というテーマを通して、家族や身近な人々との未解決な問題（トラブル）として現れてくることが多いものです。

患者のスピリチュアルペインに向かい合っていると、それまでの自分が自分でいられ

なくなって、優しくしてあげようと思っていたはずなのに相手が敵のように思えてきてしまったり、避けたくなったりしてしまうことがあります。それは、援助者自身のスピリチュアルペインです。従来のスピリチュアルケアの方法では、こうした状況で何もできずに見守っているしかないことも少なくありません。

そんな時に助けとなるのが、仏教の中道の教えです。優しくしてあげたい自分とイライラして相手を避けたい自分、愛憎の二つに分離してしまった感情を見守って、もう一度、相手に対する思いやりが蘇ってくるまで、物事の移ろいをありのままに見つめながら待つ心です。ブッダはそれを「如実智見《にょじっちけん》」と呼びました。

如実智見には、智慧と慈悲が統合されています。ありのままを見守ることは、自他をそのままに自覚することで、受容することや許すことにつながるからです。

スピリチュアルケアは西洋のキリスト教的な文化背景で生まれたものですが、仏教の伝統と統合してゆくことで、日本人にとってより身近で実り多いものになってゆくはずです。

それはまた、日本仏教が新しく脱皮するための一助となるものであると思われます。

2 ケアとは仏教の実践にほかならない

人間であることの本質的な条件として

子育て（チャイルド・ケア）から看取り（ターミナル・ケア）まで、人はケアなしでは生きてはいけません。

人類は進化の過程で、子どもを他の動物に比べると極めて未熟な状態で出産して育てるという〝戦略〟を選択してきました。新生児は養育者なしでは生きていけないという極めて依存的な状態の中でさまざまなケアを受けながら成長し、言葉を覚え、自我が芽生え、社会性や文化を身につけて人となることができます。こうした意味で、ケアは人間であることの本質的な条件といってよいのではないかと思います。

ケアという言葉には、気にかける、心配する、思いやる、好きに思う、世話するなどの意味が重なり合っています。そして近年では、介護福祉におけるケアのように、専門的ケアをアウトソーシングするという新たな社会的意味が加わってきています。これは、産業革命以降の社会構造の変化の中で、労働の場が職場へ、教育の場が学校へ、看病の場が病院へなどと、生活の場が家庭の外に移行してゆくに連れて家族のつながりがうすれ、互いにケアしあう力が弱まってきたことに原因があるのではないかと思います。

仏教の中にあるケアの実践

ブッダは『スッタニパータ』という古い経典の中で、幸福についてさまざまなタイプの幸せを挙げながら説いています。

その中に次のような一文があります。

「父母に仕えること、妻子を守り養うこと、秩序ある仕事、これは最上の幸福である」

ここにある「仕えること」の原語はウッパターナで、〝相手の近くに立つ〟というのがその原義です。相手の近くにいて細かな注意と関心を向け、その人の必要としていることを世話して仕えるということです。

たとえば、病気の人の近くにいて世話することは看病となります。こうした看病について、とりわけ律蔵にはよき看護者のための五条件や看病しにくい者の五条件などが挙げられているところを見ると、仏教の初期においても、病気の際に世話しあうことは、修行の大切な要素として取り組まれていたようです。

次に、「守り養うこと」の原語はサンガハです。守護することや取りまとめることがその原義です。伝統的に四摂《ししょう》法と訳されている教えは、このサンガハの実践項目として布施、愛語、利行、同事の四つをまとめたものです。

相手のためか自分自身のためか

布施とは、与えることです。

自分のものだという所有欲を手放して分け与えることによって、お互いの幸せを向上させる実践です。一般的には多くのものを獲得し所有することが幸福への道だと思われています。これとは逆に、手放し分かちあうことによってお互いの幸福を高めようとする布施の実践は、ある意味で幸福観の転換でもあります。

愛語とは、相手のことを思いやる優しい言葉をかけることです。

陰口や無駄口を避け、相手の心が和むようなコミュニケーションを心がけます。そのためには相手を注意深く観察し、時には静かに見守ることが必要となります。

心理療法では、こうした沈黙のことを治療的沈黙といいます。言葉と言葉の間で相手の成長を助ける意識のあり方です。

利行とは、相手のためになることを実践することです。

人はよく「あなたのために〜してあげたんだ」ということを言いますが、よく観察してみると、そのほとんどが自分自身のためにしていることです。何が本当に相手のためになることなのかを洞察するには、相手の生活全体に対して細心の注意と関心を向けて見守る必要があります。そして、相手が自分の行為を受けとめてくれるからこそ自分にも喜びがあるという互恵性に気づく必要があります。

同事とは、相手の苦楽を自分の苦楽のように共感してゆくことです。自分と相手とは違う人間ですが、心を向けていると、そこに響きあってくるものがあります。それは、人間の本質が人と人の間で育まれ養われるものであるという事実に基づいた現象です。相手の心身と自分の心身がどのように響きあっているのかを注意深く観察しながら、相手に必要なことが何かを見いだしてゆくのです。

仏教のこうした教えは、スピリチュアルケアを実践してゆくために必須な人間的基盤を養う指針を与えてくれるものなのだと思います。

そこで、先に述べました律蔵にあります看護者のための五条件や看病しにくい者の五条件などについて、順次、話を進めていきたいと思います。

3 看病しにくい者の五条件に学ぶ

律蔵犍度部《けんどぶ》（教団生活の規則）の『大品《だいぽん》』に次のような逸話が出てきます。

ある時、ブッダは侍者のアーナンダを連れて病舎をめぐっていました。おそらく四十五年にわたる伝道生活の後半に入ってからのことでしょう。病気になった修行者たちのための精舎ができていたようです。そこに一人の修行者が自分の糞尿にまみれて横たわっていました。ブッダがどうしたのかと尋ねると、彼は元気だったころにサンガの義務を果たさなかったので病気になっても看病してもらえなくなってしまったと答えました。

ブッダはアーナンダに水を汲んでこさせて、きれいに洗って看病しました。

それからサンガを召集して状況を確認して、「出家者は病気になっても看病してくれる家族がいないのだから、ブッダを看病するのと同じような心で病気になった仲間をお互いに看病しあいなさい」と諭しました。こうして病気になった者をお互いに看病しあう活動が瞑想実践として始まったようです。

この逸話の直後に、看病しにくい者の五条件と、よき看護者のための五条件が挙げられています。

この看病しにくい者の五条件について、スピリチュアルケアの視点から読み解いてみたいと思います。

1　快方に向かうことを実行しない

病気になっていることで、いつもなら得られないことが手に入っていることがあります。疾病利得《しっぺいりとく》といいます。いつもはほったらかしにされている家族から優しくされることもその一つです。

両親が喧嘩ばかりしているのに、子どもが病気になると仲良く看病するような場合にも、子どもは自分が病気になればお父さんとお母さんが仲良くしてくれるのだと思い込んでしまいます。患者（子ども）がよくなることだと分かっているのにそれをやらない場合には、どんな疾病利得が隠れているのかを察してみることが、たとえば両親が患者のおかれた状況を深く理解する鍵となります。

2 快方に向かうことだからといってやりすぎてしまう

よいことだからといってやりすぎてしまう背景には、患者の不安が隠れています。その病気で死ぬのが怖いのかもしれません。病気であることに関連してどんな不安があるのか丁寧に傾聴してみる必要があります。不安は、声に出して他人に話して聴いてもらうだけでだいぶ楽になるものです。それから、患者が自分の体をしっかりと感じることができるように援助するのがよいでしょう。相手の背中やおなかに触れさせてもらって、ただ呼吸を感じているだけでも十分な効果があります。手当ての原型です。身体感覚を取り戻すことで自分の体の声を聴くことができるようになり、頭の中だけで空回りする不安に支配されなくなります。

３　処方された薬を服用しない

患者が何を信頼しているのかを観察することが大切です。薬をもらいにくる病院のソファーで患者仲間と話すことが、一番の薬なのかもしれません。祈りやプラシーボ（偽薬）効果も含めて、その患者が無意識的に頼っているもの（信仰）を上手に利用して健康への流れにつなげることが方便として大切です。

４　世話してくれる人に対して、自身の病気について「症状が悪くなっている」「よくなってきている」「変化がない」と、ありのままに報告しない

素直になれない背景には、子どもの頃の親子関係の問題が隠されていることが少なくありません。タイミングを見て、幼い頃の家族との思い出などを尋ねてみることがよいでしょう。そして「病状について教えてくれると嬉しいです。また話したくなったら教えてくださいね」と心を込めてお願いして距離をとって見守ります。話してくれた時に

は「〜さん、今日はお話してくださってありがとう」と感謝の気持ちを伝えましょう。

5　苦しく、鋭く、激しく、ヒリヒリする、快くない、気持ち悪い、いのちを奪い去られるような身体的な痛みを我慢することができない性格である

緩和医療が普及してきた今日ではモルヒネを使って痛みを上手にコントロールすることが可能になってきました。そうした鎮痛薬のなかった昔は、瞑想して、「三昧」と呼ばれる集中状態に入ることで痛みを忘れるしかありませんでした。

いつの時代も、痛みはつらいものです。そこで、身体的な痛みの感覚と、それに付随する心理的不安とを区別して見つめられると楽になるかもしれません。痛みと戦うのではなく、痛みを受けとめ、痛みに心を開いて痛みの中に入ってゆきます。そこに瞑想の智慧が働きます。痛みを忘れられるような何かに熱中できることも大切です。集中する喜びが脳内モルヒネのエンドルフィンを発生させて、痛みを緩和してくれるのです。瞑想による「三昧」の力と智慧の力を現代医療に応用するための大切なポイントです。

４ よき看護者となるための五条件

ブッダが説いた仏教看護の条件

前項に引き続き、律蔵の『大品』から、よき看護者となるための五条件について、スピリチュアルケアの視点から学んでゆきたいと思います。

１　薬を調合したり、調達することができる

ここでの条件は、出家者同士の相互看護に関するものです。自分で薬の調合ができな

い場合には、必要な薬を求めて努力をするべきだということです。

余談ですが、薬師如来の原型となったブッダの侍医シーヴァカがタッカシーラで医術を学んだ時の卒業試験では、「一里四方で薬として使えないものを見つけ出してきなさい」という問題が出されたそうです。この世に薬にならないものはないということでしょう。

2 病気によいことと悪いことが分かり、病状が悪化するのを防ぎ、快方に向かわせることができる

病気を回復させる根本的な力は自然治癒力です。その自然治癒力を最大限に発揮させるために薬を用いたり栄養分を提供したりするだけではなく、患者の生活習慣全体に心を配ることも必要になります。適度な運動、明るく思いやりある会話、丁寧な心の向け方などをモデリングしながら指導することも重要です。喜びや希望は心の滋養です。

病気に関する意識に基づき、患者の好き嫌いを含めた情報を活かして、患者の自発性を引き出すようなかかわり方が方便力として問われます。

３　慈しみの心で看病し、見返りを求めない

出家者たちの間でも、わずかな遺品目当ての看病があったようです。看護者に下心があると、患者は安心して看護を受けることができません。自分の回復を一緒に望み喜んでくれる人だからこそ、患者は安心してケアを受け、信頼して身を任せることができるのだと思います。慈しみの基本は、いかなる形の怒りからも心が解放されていることです。相手を全面的に受容する心です。慈しみは、母親が一人、子を守るような心に喩えられます。誰でもわが子が生まれた時には、その子の健康を祈るものです。そのような心で看病するということです。

４　糞尿や唾や痰や嘔吐物などを取り除くのを嫌がらない

自分が出した汚物の処理をしてもらうのは、誰でも気が引けるものです。嫌々ながらやっていると、その気持ちは患者にじかに伝わり、肩身の狭い思いをさせてしまいます。生きているという現象は、食べることと排泄の繰り返しです。観法（物事をありのまま

に繰り返し見つめる洞察型瞑想）の中には、身体内部と、身体から出る汗や糞尿などの排泄物をつぶさにイメージする瞑想があります。

こうした瞑想によって生きる現実の全体像を心に銘じておくことが役立ちます。また、物理的な排泄物だけではなく、心理的排泄物としての愚痴や怒りなど患者の否定的な感情が言葉になって吐露された時に、しっかりと受けとめて、患者に気持ちの表現の機会を提供することも大切になります。ネガティブなものを出しても受容してもらえる環境は、本当の意味での親密さを体験する貴重な機会になりうるからです。

5　適当な時期を見て患者に、法にかなった話をし、理解してもらい、励まし、喜ばせることができる

ここでの法は、「真理」と読み替えてもよいでしょう。難病や予後不良の病の告知をする時にもあてはまる条件です。その場合には、「喜ばせる」という項目は希望を持ち続けられるように支えると読み替えるとよいでしょう。見放さないということです。

また、うつ状態にある人の場合には、安易に励ますことは要注意のケースが少なくあ

りません。静かにそばにいるだけのことが、心の支えになることもあります。自分の存在に深い注意を向けてもらいながら静けさの中であたたかく見守られる体験です。

患者が、病気を、自分という「自然」に出会いなおし、真理に目覚めてゆくための貴重な機会としてとらえられるように、精神的に成長してゆけるよう心を配るということだと思います。

ブッダの説いた真の健康力

さて、これらの五条件を見渡してみますと、三番目の慈しみを要《かなめ》として、前半の1と2は治療（cure）に関する条件、後半の4と5はケア（care）に関する条件になっています。仏教看護では、治療とケアとが慈しみの心を要としてバランスよくかみ合っていることが重要だと、ブッダは説いていたのです。

それは病気を治すという積極的な姿勢と、病気や死を含めて、ありのままを受容することが真の健康の力であるというケアの姿勢とが臨床の場でうまく組み合わされて実践されていたことの証《あかし》なのではないかと思われます。

5 慈しみの方法と効用

なぜ『慈経』は唱えられたのか

慈しみは、「慈悲喜捨」の四無量心の筆頭に挙げられる心の保ち方です。無量の心とは、だれかれの区別なく、あらゆる生き物たちに向けて育まれるべき心という意味合いです。日本語では慈悲と一語になっていますが、「慈」は生き物たちの安らかさや健やかさや幸福を祈る心、「悲」は生き物たちの痛みや苦しみが和らぐことを祈る心です。「喜」は相手の幸福や成功の喜びを共に喜ぶ心、「捨」は人生の浮き沈みに左右されることなく適切な距離で平静に見守る心です。

慈しみは、四無量心を代表する思いやりの心だといってよいでしょう。『慈経』は仏典の中でも最古層に属する『スッタニパータ』に収められており、この経が説かれた背景について解説書には次のような物語が出てきます。

ある修行者たちのグループがヒマラヤ山麓の村に隣接する環境のよい森で瞑想修行に入りました。ところがしばらくすると、悪夢や恐ろしい叫び声やひどい臭いなどに悩まされて瞑想どころではなくなりました。彼らはブッダを訪ねて、どこか他によい場所がないか問いました。ブッダは経緯をよく聴いて吟味した上で、他によい場所はないこと、同じ所に戻って修行を続けるべきことを告げ、なぜそのようなことになってしまったのかについて説明しました。

彼らが修行の場に選んだ森には神木ともいえる大樹がありました。その木には鬼神が宿っており、樹下で瞑想する修行者たちのオーラ（修行の威力）に圧倒されて落ち着かなくなり、自分たちの存在にお構いなく瞑想に熱中する修行者たちを追い払おうと邪魔したのです。ブッダは、彼らが鬼神の妨害から身を守り修行を成就するための護身術として、慈しみの瞑想を教えました。その同じ場所に戻り、まずは鬼神や目に見えない生き物たちに対して慈しみの気持ちを育み、それからめいめいのテーマとする瞑想に入るようにアドバイスしたということです。

「実るほど頭《こうべ》をたれる稲穂かな」――自分が、力を持てば持つほど、その力に付随する無意識的な権威や威力（ランク）が付随するようになります。そのランクを自覚して周囲への思いやりを育むことが、周囲と自分とが共に楽になるための秘訣です。それはまた、スピリチュアルな気品を醸し出します。

ブッダが説く慈しみの十一の効用

『清浄道論』という瞑想修行の解説書では、この慈しみには、近い敵と遠い敵という二種類の敵があると述べています。近い敵とは、似て非なる愛欲。遠い敵とは、正反対の怒りや憎しみです。愛欲には所有欲や支配欲が潜んでいますので、好きになった相手が自分の思うようになってくれない時には、それまでは思いやりだと思っていた気持ちが一瞬のうちに憎しみに変わってしまいます。そして、そういう自分を責めたりします。

こうして私たちの心は、自他に対する愛憎の間で揺れ動いています。慈しみの心は、そうしたアンビバレントな感情の間で揺れ動く心をよく観察して、双方にとって一番居心地のよい心の向けあい方を探し出そうという意識の戦略なのではないかと思います。

一般的に対人援助の世界では、愛情だけで相手にかかわろうとする傾向があります。しかし、その人のためなら一緒に死んでもよいと思えてしまうことさえあるものです。しかし、相手は人間ですから必ずしも自分の思い通りになってくれるわけではありません。そうしたことが重なると、イライラや不安、あるいは怒りや恐れなど、相手のためになろうとしていたはずの自分からは予想もできなかったような感情が浮かんでくるものです。私たちは無意識にそうした否定的な感情を無視して抑圧しがちです。

こうした時、ブッダの「中道」が教えてくれるのは、ケアしようとする対象に抱いてしまうこうした感情の両極端をありのままに見守ってゆく姿勢です。すると、いのちは最もよいかかわり方を「相手の健康や幸福を祈る慈しみの心」として教えてくれます。人生の好き嫌いも酸いも甘いもかみ分けてゆく過程で自然に深い思いやりが育つのです。

このように、慈しみの実践は多くの効用を得ることができるものです。事実、ブッダも、次のとおり、慈しみには十一の効用があると教えています。
①安らかに眠れる
②すっきり目覚める
③悪夢を見ない
④人から愛される
⑤人以外の生き物たちから愛される
⑥神々から守護される
⑦火、毒、刀の害に侵されない
⑧集中力が得やすい
⑨容色がよくなる
⑩しっかりとした心を保って臨終を迎えられる
⑪解脱できずとも、天界に生まれ変われる
こうした慈しみの効用は、死の看取りにかかわるスピリチュアルケアの現場にあって、人生の危機を魂の成長へのチャンスに転換するために力を発揮してくれます。

6 悲しみと喜びに寄り添う方法

慈悲喜捨の四無量心の「悲」と「喜」について、スピリチュアルケアの視点から考察してみたいと思います。

痛みに寄り添う心と乗り越える力

悲（カルナー）とは、相手の痛みが和らぐことや、その人が苦痛から解放されることを祈る心です。そうした心の、近い敵（似て非なるもの）に、センチメンタリズム（感傷主義）があります。苦しんでいる相手を悲劇の中心人物に仕立て上げて、大げさな物語を展開して騒ぎ立ててしまう傾向性です。相手の痛みに注意を向けて共感する代わりに、自分の思い込みから勝手に物語を作り上げてしまいます。自分自身の痛みに向かいあうことができていないからです。まずは自分自身の痛みに心を開き、言葉になるところと言葉にならないところを十分意識的に体験していることが、他人の痛みに共感する土台となるのです。

また、悲の遠い敵（正反対のもの）は、非難や中傷です。苦しんでいる相手に対して「あんなことをしたのだから、この苦しみを受けるのは当然だ」と切り捨ててしまいます。非難や中傷に潜んでいる怒りには、相手の痛みに共感することへの無意識的な不安や、自分が何もできない無力感への恐れが先行しています。

たとえば、子どもが転んで泣いている時、（怪我をしていないかを確かめてから）心を込めて「痛かったねぇ、よしよし、大丈夫だよ」と言いながら抱っこしてあげると、すぐに泣きやんで、気を取り直して遊びだすような場面があります。そうして寄り添ってもらうことで、私たちは精神的に痛みに耐えて乗り越える力を得てゆくことができるのです。

グリーフワークを進めるポイント

何か大切なものを失った時に私たちは悲しみを体験します。大切なものとは、実際の人であったり物であったり、あるいは自由や国家や地位のような抽象的なものであったりします。私たちは悲しむことにより、失ったものが自分自身にとってどんな意味を持っていたのかを見つけ出すための大切な作業をしてゆきます。たくさん涙を流して、自分の素直な気持ちを言葉にして、誰かに聴いてもらうことが悲嘆の仕事（グリーフワーク）をうまく進めてゆくためのポイントになります。こうして自分の気持ちや身体の感覚を言葉にしてみて初めて気がつくことも少なくありません。

誰かの悲しみに寄り添う時には、安易に励ましたり慰めたりするのではなく、相手が自分の気持ちにぴったりとする言葉を見つけ出すプロセスに丁寧に寄り添うように心がけることが大切です。

こうした支持的環境の中で悲しみを体験しきって、失ったものの内的な意味を見つけ出すことができた時、人は新たな関係性の世界に心を開いて一歩を踏み出してゆくための思いやりと勇気を持つことができます。それが服喪儀礼の本質です。

ブッダは、スッタニパータの中で「悲嘆の中にある怒りのとげをぬくこと」の大切さを説いています。

フロイト（一八五六―一九三九）も、健全な悲嘆と病的なメランコリーの分岐点となるものは自我感情の低下であると指摘しています。

いたずらに自分を責め苛《さいな》むことは悲しみを病的なものにしてしまいます。自分を責め過ぎることなくしっかりと悲しむことによって喪失したものの意味を見いだすことができると、私たちはその喪失の苦痛を受容する力を得ることができます。そして、失ったものの思い出を大切にしながら新しい人生に一歩を踏み出してゆく勇気と思いやりを育めるようになります。これが悲しみに寄り添うグリーフケアの意味なのです。

本当に喜びを共にするために

喜びを共にすること（ムディター）の近い敵は過剰な同一化や有頂天です。自分の子どもがよい成績を上げたのに親が鼻を高くして威張ってしまうような傾向性です。それは褒めるという形での支配につながります。「いい点を取ってきた時だけ、私の子として認めてあげる」という無意識的なメッセージを与えてしまうのです。

本当に喜びを共にするためには、比較や評価の物語に巻き込むことなく、その人の喜びが生きる力として細胞の隅々にまで浸透するような仕方で、ただ一緒に喜ぶことが必要です。

喜びへの共感の遠い敵は嫉妬です。嫉妬は身近な感情ですが、そのありのままの感覚を自覚するのは難しいものです。嫉妬という破壊衝動の裏側に隠れている羨望の気持ちを探ってみるのが有効なアプローチです。嫉妬や羨望に隠れている欲求や願いを認めてあげる自己覚知の作業です。「何々が得られたらいいなぁ」という願いを認めて大切にしてあげる優しさが、他者の喜びに共感する道を拓いてくれます。ムディターは、生活を豊かにする潤滑油のようなものです。

自他の喜びに心を開き、比較や優劣の物語に転化せずに生きる力とする能力は、やがて痛みや苦しみに向かって強く生きるための源ともなります。

7 ありのままに見守る心

四無量心（慈悲喜捨）の最後の要素である「捨」について、見守りの器という視点から考察してみたいと思います。

「捨」の原語であるウペッカーは、見るという意味の語幹イッカーに近接性を意味する接頭語ウパが付加されて構成されています。好き嫌いなどの偏りを離れて、現象のありのままに近づいて平等かつ平静に見守るという意味合いです。

四無量心のうち、慈悲喜においては、祈りが深まって三昧や禅定と呼ばれる高次の精神集中状態に至ると喜悦が発生します。しかし、捨ではその喜悦が静まって、ありのままを見つめる智慧の働きが際立ってきます。個人的な価値判断や感情の揺れ動きに左右されず、現実を平静に見守っていることのできる心です。

陽性転移と陰性転移の受けとめ方

スピリチュアルケアなどの対人援助の臨床現場では、人生の危機に直面したクライアント（カウンセリングを受ける人）が援助者に過度の期待を抱いて依存的になったり、現実が自分の思い通りにならないことへのイライラや怒りをぶつけてきたりすることがよくあります。

患者やクライアントが医師、看護師、心理士、スピリチュアルケアワーカーなどの支援者に対して好意的な信頼感や理想像を投影することを「陽性転移」と呼びます。その反対に、不信感や抵抗を示したり怒りや憎しみなどの感情をぶつけてきたりすることを「陰性転移」と呼びます。

陽性転移は過去の両親との関係性において満たされなかった（あるいはうまく手放せ

なかった）理想的な父性や母性への期待の再現であり、陰性転移は両親に対する抑圧された否定的感情や不信感の再現であることが少なくありません。

こうした投影による思い込みは、言葉によって意識化できない記憶が無意識的行動として繰り返されているものの一つです。フロイトはそのような行動化を「反復強迫」と呼びました。十二縁起の冒頭は「無明によって行（業を作ること）あり」で始まりますが、反復強迫は無明によって業を作っている姿に他なりません。その無明を打ち破るのがありのままを見つめる「洞察知（如実智見）」です。

治療的関係の初期においては、陽性転移はよい方向に働きます。かりそめではあっても、その信頼感や期待感の中で自然治癒力が高まり、希望を抱いて前向きに進もうとする心が芽生えます。

しかし、治療関係が進展して患者が支援者の現実に気づき始めるにつれて陰性転移が引き起こされ、緊張や葛藤を避けることができなくなります。精神分析ではその葛藤の中に患者が意識化できないでいる過去の苦しみの再現を読み取ります。そこは治療の山場となる難所です。そこで、クライアントがその葛藤を通して自己の真実に気づくことができるように、ありのままを映し出す鏡となりながら見守る支援者の器が試されることになります。

さて、陽性転移を受けた支援者は、無自覚でいると「自分は患者のことが何でも分かる」と思い込んだり、恋愛感情のような思い入れを持ってしまったりします。逆に、陰性転移を受けると、患者を見捨てて傷つけてしまいかねない破壊衝動に見舞われることがあります。支援者側に生じるこのような感情的巻き込まれ現象を「逆転移」と呼びます。逆転移の多くは、支援者自身の生育歴における両親との未解決な部分が再現されてきたものです。

このような状況で支援者の支えとなってくれるものが「捨」の心持ちです。捨は、患者の感情的巻き込みや反発をしっかりと受けとめて、患者のありのままを映し出す鏡となることを可能にしてくれます。

そうした見守り環境の中で、患者は初めて自分の感情に気づき、本当の気持ちを十分に体験し、自らの言葉で語ることを学びます。それまで抑圧して避けてきたものを自分自身の一部として受けとめてゆくためのプロセスです。

カウンセラーのためのカウンセリング

支援者が自らの逆転移を乗り越えてゆくためには、「スーパービジョン」といって、カウンセラーのためのカウンセリングが必要になります。クライアントとの行き詰まりについて先達に相談に乗ってもらうのです。スーパーバイザーに話を聴いてもらいながら、自分自身に対する気づきが深まるにつれて、自然に問題解決の糸口が見えてくるものです。その時、支援者と患者が共に成長するのです。

転移や逆転移は、心理療法的な関係性の中ではっきりと浮かび上がってくるものですが、本質的には日常の人間関係の中でも繰り返されているものです。

人生はさまざまな問題に満ちています。そうした予測不能な出来事に一つひとつ丁寧に向かいあい、自分一人で抱え込まず、信頼できる仲間と話しあいながら、修羅場を乗り越えてゆくうちに、自然に捨の心持ちを身につけてゆくのではないかと思います。それが人生の智慧なのです。

8 言葉によらないコミュニケーション

仏教では身口意の三業を説きますが、スピリチュアルケアの現場でも、その人の身振りや行動が表現していること（身による業）、その人が言葉で表現していること（口による業）、その人が心の中で思っていること（意による業）を丁寧に見守ってゆくことが求められます。

そこで、言葉以外の身振りや息づかいなどの非言語的な要素によって媒介されるコミュニケーションの奥深い部分について考察してみたいと思います。

言葉と行動が一致しないのはなぜか

アルバート・メラビアン（一九三九―）という心理学者の研究によると、顔を合わせた二者間のコミュニケーションにおいて、言葉によるメッセージ、声の息づかいが伝える聴覚情報としてのメッセージ、身振りや表情などの視覚情報によるメッセージが一致していない場合には、メッセージ伝達に占める言葉の割合は7％、声のトーンや口調などの聴覚情報が38％、ボディランゲージによる視覚情報が55％だったそうです。

つまり、私たちは情報のやり取りに際して、言葉による情報よりも身振りや息づかいなどの非言語的な情報を重視してコミュニケーションしているらしいのです。

たとえば「ご機嫌いかがですか？」と尋ねた時、患者さんが言葉では「調子いいですよ」と返事をしたとしても、その人が沈んだ口調でうつむき加減で言ったのか、こちらの目を見て明るい口調で言ったのかで私たちは全く違ったメッセージを受け取ることになります。

ブッダは行為を身体、発話、意思の三つの視点から観察するように教えています。業

（カルマ）の根源は何かをしようという意思ですが、それが言葉として発せられる時、身体的行動として為される時に他者や環境との間でどんなことが起こっているのかを詳細に見つめてゆく必要があります。

先の患者さんの例では、相手の目をしっかりと見つめるか、視線をそらせてうつむくかという身体的行為や、明るい口調か弱く沈んだ口調かという発話行為の中に言葉にならない患者の気持ちが漏れ出ています。「調子いいですよ」という言葉は、患者の本心の発露である場合もあれば、本当の気持ちを隠して社交をするための隠れ蓑になる場合もあります。

私たちは普段、このようなことを無意識的に行っています。この患者さんにしても、自分の行動について、身口意の三業の視点から分析的に自覚するようなことはまずありません。

「あんまり調子よくないけど、あんた、本当に俺のこと心配してくれていないでしょ。それに話したところでよくなるわけじゃないし……」という自分の本心が視線や口調から漏れ出ていることに気づくことはまずありません。こうした患者さんの複雑な状況にどう寄り添い、応えてゆくか、どんな専門職の人にとってもスピリチュアルなケアが求められる所以です。

自我意識をもつ人間の願い

音楽療法家のステファン・マーロックは、うまくいっている赤ちゃんとお母さんのやり取りを録音してコンピューターで数学的に解析した結果、次の三つの要素が検出できることを報告しています。

①互いの発話にリズム性があること
②声のトーンがメロディーを奏でていること
③二人のやり取りが互いに包みあうようなナラティブ（物語性）を形成していること

言葉をしゃべるようになる前から私たちはコミュニケーションをしていることが証明されたわけです。

赤ちゃんは言葉をしゃべれませんが、思ったことは身体の動きや顔の表情や声の調子などに直接的に発露します。言葉や「私」という自我意識を獲得するにつれて、心に思っていることと口で言うことや身体で行うことが分離し始めます。大人が赤ちゃんを純真無垢だと思うのは、自我意識によって身口意の三業を使い分けてしまっていることへの無意識的な罪悪感の裏返しなのかもしれません。

スピリチュアルケアの現場で出合うさまざまな物語の背景には、①身口意がバラバラになったままで生きてきたことの帳尻合わせをしたい、②ホンネとタテマエが一致した安らぎを得たい、③後悔や罪悪感が癒されたい、という願いがあるように感じられます。それは、言葉や自我意識をもつ人間として生きるゆえの苦しみです。

こうした苦しみは誰かとの対話で癒されることもありますし、大自然の偉大さや美しさに包まれて溶けていくこともあります。歌ったり踊ったり絵を描いたり、創造的な芸術活動の中で昇華されてしまうこともあります。あるいはまた、お念仏やお題目やご真言を唱え坐禅をするといった修行の中で、身口意の三業のあり方がありのままに洞察され、受容されてゆくこともあるでしょう。その人に何がよいのかは、本当にご縁です。そこに自然な流れを尊ぶスピリチュアルケアの構えがあります。

9 無意識と記憶のつながり

ブッダは悟りを開いた直後、その内容を十二縁起として振り返りました。伝統的な漢訳仏教では「無明によって行あり」という訳文で始まります。無明とは、無意識的な自動操縦状態の中で、自分が何を感じ何をしているのかを自覚できないでいる状態です。行とは、意思の働きによって身口意の三つのレベルで業を作ることです。

悟りが開けるということは、自分が何を感じているのかをありのままに受けとめ、業が作られる過程を洞察することによって、その無意識的な繰り返しから解放されてゆくことです。ブッダは、それを「無明が滅することによって行が滅する」と述べています。

辛すぎて思い出せない記憶

この無明と行を理解するために、フロイトの「反復強迫」という概念を参照しながら記憶の不思議について考察してみたいと思います。

フロイトは、催眠療法を捨てて自由連想を採用し、精神分析を確立してゆく過程で、患者が語る記憶は、症状の原因となった出来事についてのものではなく、おそらくは辛すぎて思い出すことができないためにその核心部分を隠蔽するためのものであることに気づき、それを「隠蔽記憶」と呼びました。

思い出せないことさえも自覚できない核心にある記憶は、言葉によって思い出される代わりに、無意識的な行動によって繰り返されます。つまり、患者はそれを思い出す代わりに無意識的な行動で表現しているのです。フロイトは、こうした無意識的な繰り返しを「反復強迫」と呼びました。これは、まさにブッダが「無明によって行あり」と語ったものに見事に一致しています。

精神分析的心理療法の中核は、患者がセラピストとの治療関係の中で繰り返すこの反復強迫に光を当てて、それを鏡のように映し返し、適切に解釈を投与しながら患者の抵抗を緩め、患者が自らの真実に目覚めてゆく支援をすることにあります。こうした治療関係におけるセラピストと患者との関係は、仏教では師弟関係に相当し、一般の親子関係に代わるスピリチュアルな成長のための器や枠の役割を果たします。

トラウマを癒すために必要な3R

心理療法においてトラウマ（心の傷）が癒えるための要素は、
①思い出すこと（re-member）
②発散すること（re-lease）
③再統合すること（re-integrate）
の三つのRによってまとめられます。

最初に、心の傷や症状の原因となった出来事を思い出して、自分自身の言葉にして語ることです。その時、善悪を裁かずに共感的に受容してくれる他者の存在が必要です。

こうして思い出された記憶には、悲しみや寂しさ、怒りや憎しみなどの強い感情が伴います。それまで抑圧されていたその感情エネルギーが涙や叫びになって発散され、しっかりと体験されなおします。その時、泣き叫ぶ赤ちゃんをしっかりと抱っこするように見守る器が必要です。こうして思い出され、再体験された感情を伴う記憶は、あらためて自分自身の一部として居場所が与えられ受けとめられます。

深い催眠状態では、抑圧されていたエネルギーの発散はできても、意識的な再統合ができないため、症状が再発してしまいます。それが、フロイトが催眠を離れ、精神分析に進んだ理由です。

記憶を忘れないための「念」

私たちが何かを認識する時には、必ず記憶が働いています。花を見て「きれいな桜だなぁ……」と思う時にも、以前に桜を見た記憶が働いてくれるので、それが何であるのか分かるわけです。こうして何かを体験するたびに記憶が呼び出され、新しい体験によって少しずつ書き換えられ、次に使われる時に備えて貯蔵されなおします。

自分を自分だと思う自我同一性の働きも、こうした記憶に支えられています。精神病や認知症で自我の機能が崩壊する背景にも記憶の障害があります。認知症になっても遠い昔の記憶が残るのは、「短期記憶」に障害が生じても「長期記憶」が残ることがあるからです。回想法が心の癒しに役立つのも、こうした記憶のからくりに関係しています。

仏教では、こうした記憶を思い出す作用を「念」と呼びます。

念仏の「念」は、仏様のイメージや徳を繰り返し心に思い浮かべることです。呼吸に関する気づきの確立のような瞑想法における「念」は、今ここに生じている体験を忘れないようにしっかりと見続けることです。

スピリチュアルケアにおいても、患者の今ここを自他共に見守る「念」が大切な働きをします。見るもの聞くもの体験するもの、すべてのものにおいて、私たちは過去の記憶を使いながら、今ここでの新たな出会いの中で新しい自分の可能性を拓くことができます。

10 目で気づくことと声で分かること

ブッダは四つの滋養について説いています。人は、食物、接触、意思、記憶意識という栄養分を摂取しながら、いのちを維持しているというのです。ここではその中の「接触」を手がかりとしてスピリチュアルなケアを考察してみたいと思います。

お互いのまなざしの中にあるもの

誰かを最初に一目見た時の印象をファースト・インスピレーションといいます。相手の存在が放つ光の情報を目の網膜を通して受け取るだけではなく、私たちはその人の存在全体の大切な何かに関する情報を心に直接受け取るようです。

カウンセリングでも、一時間のセッションで展開する内容は、最初の五分〜十分ほどの会話やしぐさによるやりとりの中にすでに情報として含まれていることがビデオ研究などから指摘されています。

視覚という間接接触によるファーストコンタクトで、私たちは思っている以上に多くの情報をやり取りしているわけです。逆に見ると、ケアする側がケアされる側をどのように見るか、そのまなざしの質によって無意識的に相手に与えてしまっている印象があるのだということです。私たちは、出会いの瞬間にお互いのまなざしを受け取りあっているわけです。

ハコミ・セラピーのラビング・プレゼンスという手法では、お互いに向かいあって相手を見つめ、目を閉じてそのイメージを思い出しながら、目の前の相手が自分に与えてくれるスピリチュアルな贈り物を受け取るというイメージ瞑想をします。ロン・クルツによって創始されたハコミ・セラピーでは、マインドフルネス（気づき）をはじめとして仏教瞑想の本質がカウンセリングの現場で役立つように創意工夫されています。このラビング・プレゼンスは慈悲の瞑想を臨床の現場に応用する具体的な試みです。

ケアする構造の中に相手の存在の持つ大切なものを受け取るという循環的な要素を入れることによって、ケアする側の気負いが軽減され、同じ目線に立った互恵的な人間関係が構築しやすくなります。まなざしの中に、相手の存在に対する尊重の念を祈りとして込めてゆく実践です。そのためには、相手を見つめる自分の中にどのような感情があるのか、不安や隠された欲望はないかなどをありのままに自覚する〝気づき〟が必要なことはもちろんのことです。

話すことと聞くことで分かること

私たちは吐く息を使って声帯を振動させ、声を出し、言葉を発します。その声や言葉の音声による空気の振動が鼓膜に触れて聴覚情報が伝達されます。話す・聞くという聴覚体験も間接的な接触体験なのです。

ためしに、自分の名前を息を吸いながら言ってみましょう。うまく声になりません。

今度は息を吐きながら言ってみましょう。吐く息がどのように声を生じさせているのかを意識します。こうした細かな気づきが、声による触れあいに目を開かせてくれる瞑想的な基盤となります。

いろいろな仕方で自分の名前を呼んでみましょう。どんな風に呼んだら（あるいは呼ばれたら）幸せに感じるかを探してみましょう。幸せを感じる名前の呼び方を探し出せたら、その息づかいを確認してみます。そしてその息づかいの持っている微細なエネルギーを身体ごと体験してみます。その息づかいの本質をジェスチャーにしてみることも楽しいものです。

その息づかいで名前を呼んだあとで、言ってほしい言葉を捜します。たとえば、「ウィマラさん、頑張っているね」とか、「ウィマラさん、大丈夫だよ」とか「ウィマラさん、大好きだよ」とか……。

こうした体験の中で感じる恥ずかしさや照れくささは、本当の自分に触れる際の抵抗反応です。この抵抗感を自覚しておくことが、他者を支援する時の助けになります。誰でも、自分に優しくありたいのに素直になれない一面を持ち合わせているからです。

そして、本当の自分に優しく触れることができた時には胸の辺りがジ～ンと温かくなったり、涙が流れてきたりします。その実感こそが本当の自分に触れた証です。

本当に大切にしたい自分を見つける

自分の名前を繰り返し呼んでみると、小さかった頃の思い出などいろいろなことが回想されてくるものです。言葉の記憶による、名前というものが持つ力です。

私たちは自分の名前を呼ぶ他者のいろいろな思いを自分の一部に組み込んでしまって生きてゆくものです。成長と共に何回か改名する文化を持つ社会があるのはそのためでしょう。

ライフサイクルの重要な分岐点で、自分はどのように生きてゆきたいのか、何を大切に何に向かって生きたいのかを意識的に選択するということです。

スピリチュアルケアでは、こうしたまなざしや言葉に込められた想いを丁寧に見つめながら、その人が本当に大切にしたい自分を見つけられるように陰ながらの寄り添いをしてゆきます。

11

身体は自分のものではない
―悟りの第一条件―

ブッダは悟りにいたる道のりと、悟りの流れに入るための条件を詳細に説き残してくれました。「預流道《よるどう》」と呼ばれる悟りの第一段階に入るためには三つの条件があります。まずは、その第一条件についてケアに絡めて考察したいと思います。

有身見を超える

悟りに入るための第一条件は、「この身体は自分のものだ」という思い込みである有《う》身見《しんけん》を超越することです。

一般的には、誰もが身体は自分のものだと思っています。ところが、病気になったり年老いたりして身体が自分の思い通りにならなくなった時、私たちはこの身体が仮初《かりそめ》には自分のものでありながらも、究極的には自分の思い通りに支配できる所有物ではないこと、自然や他者など多くの縁によって生かされているものだということに気づかされます。生老病死の苦しみは、実はこうした真実に気づき、有身見を超えてゆく機会となるものです。

人生のピンチは学びのチャンスにもなるのです。無常、苦、無我、空、縁起などの仏教用語はこうした体験を説明するための類義語です。

瞑想修行によって生まれる禅定や三昧という集中力は、自我の拠りどころとなる身体に対する執着やしがみつきを緩めてくれます。落ち着いて喜びと安心に満たされた時、私たちは身体にまつわる諸現象をありのままに見つめることができるようになります。すると、そこにはダイナミックに流動してやまないいのちの多層的な姿が浮かび上がってきます。身体が外界の大宇宙に対してミクロコスモス（小宇宙）と呼ばれる所以です。

見えること、聞こえること、匂いや味わいが分かること、皮膚や粘膜による接触の感覚、そして、そのような五感による認識体験を総合して自分という観念や意識が浮かび上がってくることが明晰に見つめられるようになります。

身体と外界との接触を契機とするこれらの諸現象をありのままに見つめてゆくと「自分（私）だ」とか、「自分（私）の身体」という観念は絶対的なものではなく、浮かんでは消える暫定的な現象であり、自然や他者との無数の習慣的繰り返しの中で作り上げられてきたものであることが理解されます。「私」という現象の生成と消滅のプロセスを洞察するその智慧によって、有身見が解体されてゆきます。

思い込みに気づく恐怖を超えて

これまで自分のものだと思い込んでいたものが実はそうではないという真実に目覚める体験は、それまで慣れ親しんでいたものを手放す不安や抑うつを伴います。瞑想の中で自分の身体が突然消えてしまったり、この身を支えてくれていたものが突然崩れ去ってしまうような恐怖を体験することもあります。

無常を理解するということは、今この一息が次の一瞬にまた生じてくれる百パーセントの保証はないことや、自分がいつ死んでもおかしくはないのだという真実が身にしみることです。それは、「自分は死ぬはずがない」という無意識の思い込みからすると、全身にゾッと冷や汗をかくような体験です。思い込みを思い込みだと認めて真実を受け容れようとする時、しばらく引きこもって何もしたくなくなる時があるものです。悟りは擬似的な死の受容体験を伴うものです。

こうした思い込みを手放す不安や抑うつを自覚的に体験しきってゆくことで、病や死に直面している人々に共感的に寄り添うための基盤を提供してくれます。「死はいのちの一部であり、不安や抑うつがあっても大丈夫なのだ」という実体験から生まれる安心の雰囲気があります。それを自らの内に獲得して初めて死に直面する人の近くに立つ準備が整うのです。

この身体を大切に生きるとは何か

仏教瞑想の基本は、坐禅の姿勢で、呼吸をはじめとする心身の諸現象を見つめることですが、やがてそれは生活全般に心を込めて生きる道に広がってゆきます。身体を動かさずにすべてを見守る訓練は、身体が動いてくれることの不思議に感謝できる心を育み、やがて身体が動かない人の苦しみを察する基盤を作ってくれます。

まなざしや口調に込められた微細なサインにも気づくようになり、身体が発するいのちの微細な情報を読み取るための力が生まれてきます。それは、真の意味で自分と他者を大切にしながら生きる力です。

私たちは子育てというケアの中で、身体に住み込み、どのようにこの身体を使って生きてゆくかの基本的なパターンを学びます。そして人生の終わりにはその身体を離れてゆくための悲しみや苦しみに寄り添ってもらう看取りのケアを必要とします。

大切な人を亡くした悲しみを悼む力は、新しいいのちを育む力にもつながります。

ケアしあうことを進化の戦略として採用した人類にとって、この身体を大切に生きることを学びあうことは避けて通れないテーマなのです。

12 戒禁取見を超える
―悟りの第二条件―

慣行的な修行法では悟れない

悟りの第二条件である「戒禁取見《かいごんしゅけん》」を超えることについて、スピリチュアルケアの視点から考えてみたいと思います。

戒禁取見とは、無意識的に受け容れている社会的生活習慣や宗教的儀礼などへのこだわりをさします。具体的には、悟りを得るために、苦行や動物の真似をして生活するなどの極端な修行方法、あるいは、聖なる河で沐浴することによって心を清めようとした

〝こだわり〟がありました。

ブッダは自らの体験から、このような慣行的な修行法では悟れないことを明言しています。心を清めるためには、嫌なものや汚らわしいと思うもの、そして悪であると思われているものを含めて、すべてをその生起から消滅までありのままに見つめきってゆく智慧が必要です。

如実智見の法眼でそのような儀礼や慣習を見つめてみると、そこには聖なるものを求める欲望と同時に、身体を追い詰めたり、人間的な生活に極端な制限を課したりすることによって心の穢れが清められるであろうという期待感があることに気がつきます。

日本人のお百度参りや願掛けもそうですし、『死ぬ瞬間』の著者であるキューブラー・ロス（一九二六―二〇〇四）が死の受容にいたる五段階の第三段階に位置づけた「取り引き」もその一つとして考えてもよいと思います。

「心を入れ替えて教会に通いますから、子どもが学校を卒業するまで命を永らえさせてください」という類のものです。大なり小なり、私たちの誰もがこうした儀礼的な行為をお守りのようにして持っているものです。

アンビバレンツを抱きとめる智慧を

フロイトは『トーテムとタブー』という論文で、タブーと強迫神経症との共通点の一つとして儀礼的行為やその禁止に基づく戒律の発生を挙げています。タブーとは「聖なる禁忌」を意味します。

たとえば、近親相姦のような行為に対して、それを忌み嫌う感情と、それを求める感情とが並存することがタブーの特徴です。こうした反対感情が並存する状態をアンビバレンツと呼びます。禁欲的であろうとする背景に存在する無意識的な欲望を丁寧に見つめてゆくことがこうした心性を乗り越えてゆくために必要となります。

苦行に励む動機を詳しく観察してみると、そこには身体や欲望を持つことへの無意識的嫌悪感があることに気づきます。ブッダが「非存在への渇愛」と呼んだものです。多くの禁欲的な制戒の背景にはこの非存在への渇愛があります。

神聖なものを求める存在への渇愛を含めてこうした無意識的衝動を見抜くことによって心を清め、苦しみの悪循環から脱することができます。それはアンビバレンツを抱きとめる智慧の器を育むことに他なりません。

儀礼や慣習に新しい命を吹き込む

戒禁取見を超越することができると、必要のない儀礼や慣習から解放されます。

しかし、社会的に有効な儀礼や慣習を否定するわけではありません。儀礼や慣習にはそれを生み出してきた社会歴史的な文化背景があります。その本質を洞察して尊重するのです。

たとえば、結婚式や葬式などに関して、自分が心を込めてやりたいと思う創造的なスタイルで主催したり、あるいは通常通りに参加したりすることが自由自在にできるようになります。「～をしなければ周りから変なやつだと思われて仲間はずれにされる」という不安から解放されているからです。

時候の挨拶や季節の行事なども、相手のスタイルを尊重しながらも自分の本心にかなったように実践できるようになります。

儀礼や慣習の本質を尊重することによって、形式だけになってしまっているものにむしろ新しい命を吹き込むことができるようになります。

たとえば、葬式や法事には親族や知人が集まってこそ可能になるグリーフワーク（悲嘆の仕事）の本質があります。悲しみを共にして受けとめあうことによって、新しい人間関係の中で助けあって生きてゆこうという勇気と思いやりを生みだす過程です。

戒禁取見を超えた人は、そうした悲嘆の仕事の視点から葬式や法事をコーディネートすることができます。

故人の思い出について、楽しかったことだけではなく、辛い思い出であっても、それを言葉にしてみんなで受けとめあうことによって集まった人たちが同時に癒されてゆくスピリチュアルなプロセスがあるのです。

一般の人ならば避けて通るかもしれないそうしたちょっと辛くて怖く思える過程を静かに温かく見守り、時には思い切った介入をして、その儀礼に参加した人々の心の交流のプロセスを見守り促進することができるのです。それは、自分自身のアンビバレントな感情の渦巻きをしっかりと見守って、タブーや戒禁取見などの無意識的なとらわれから解放された人だからこそ可能な働きなのです。

13

自らを拠りどころとすること
――悟りの第三条件――

生きる意味

悟りの第三条件である「疑いを超える」ことを自己信頼という視点から検討してみたいと思います。悟りの体験は、苦しみが消滅した涅槃を実体験することです。たとえ瞬間的であっても涅槃を自覚することによって、

一、苦しみとは何であったのか
二、何が苦しみを作り出していたのか

三、何を実践することによって苦しみが消えたのか

に関する視界が開けてきます。それは、苦しみに関する聖なる真理、苦しみの起因に関する聖なる真理、苦しみの消滅に関する聖なる真理、苦しみの消滅に至る実践に関する聖なる真理を、身をもって体験してゆくことに他なりません。

苦しみには三つの層があります。

一、痛みとしての苦しみ

二、変化による喪失としての苦しみ

三、いくら善いことをしようとしても自分の思い通りにいかないコントロール不可能性としての苦しみ

です。人生の酸いも甘いもかみ分けてゆく過程で私たちは自然にこうした苦しみの内容を学んでゆくものです。そして、悟りによって苦しみに関する理解と受容が一挙に深まると、生きてゆくことの意味が自然に腑に落ちるようになります。

苦しみの原因には三つの渇愛があります。

一、五感による感覚的な快楽を求める衝動

二、自分はこうありたいという衝動

三、自分の気に入らないものは破壊してしまいたいという衝動です。

私たちはいつもこうした衝動に突き動かされ、心の作り上げる人生物語に翻弄されているのですが、悟りの体験が起こると、衝動そのものを痛いほどに実感することができるようになります。物語の内容から距離をとって、物語を作り上げる感情の生起と消滅を感じきってゆくことが、こだわりや執着を手放すことにつながります。

苦しみが消えるという体験は、世界に対する見方が変わることによってもたらされるものです。たとえ病気であるという現実や、死んでゆかねばならないという現実は変わらなくても、認識の仕方が変わることによって見える世界、体験する世界が変わります。身体的、心理的、社会的に逆境にあっても、今この一息に生かされていることにありがたさや感謝の念を抱くことができます。自分自身を含めた世界に対する注意の向け方が変化した結果です。このように、悟りの体験においては、知る、手放す、実体験する、実践するという作業が一瞬の心の働きの中に統合されています。

「私」という思い込みを知る

たとえば、過去世や来世に関する疑問は、今この現世を生きている「私」という意識がどのように作り出され、認識されているものであるかに関する無知から生じるものです。「私」という意識は、言語的な認識活動が働いている間に生じているものに過ぎません。眠っている間や思い出すことのできない幼少期に関しては自分のこととして自覚することはできません。

それでは、眠っている間や胎児であった時、認知症や精神の障害にかかって私という認識が変化してしまった時には、「私」は一体、誰なのでしょうか？

一方、科学によって解明されてきた生命現象に関する知見によれば、「私」の中では多くの細胞の生と死が無限に繰り返され、地球上に誕生した生命の歴史がＤＮＡを媒介として、今この一息や心臓の鼓動のなかに継承されているらしいことが分かってきます。つまり、「私」は「私」の認識できない多くの世界とのつながりに支えられて生かされているのに「自分がすべてだ」と思い込み、「自分はすぐには死なない」という安心幻想の上で人生を展開していたのです。

このような「私」という意識が成立するためには少なくとも数秒の時間が必要です。私が成立するための単位時間です。それより短い時間の範囲では、私という観念の及ばない、見えるだけ、聞こえるだけの感覚体験が流れています。「私」という意識レベルと、純粋な感覚体験のレベルとを自覚的に往復することができるようになると、「私」という日常意識が作り出してきたさまざまな思い込みや疑念が自然に解消してゆきます。

悟りの中で「私」という思い込みが溶かされると、「私」という観念によって世界が分節されて生じていた三世に関する疑問は、「私」は「私」を超えた命のつながりの中で生かされていたのだという実感によって自然に氷解してゆきます。

悟りは自分自身で体験するものであり、他の誰かに証明してもらうものではありません。外的な権威に頼らずに、自らの内面に獲得されるものです。それは自分の身体感覚を取り戻すような体験であり、より新鮮な実感を持って、自他を大切にしつつ、世界を創造的に生きることができるようになる体験です。ブッダが「自らを頼りとし、自らを拠りどころとせよ」と言ったのはこうした悟りに支えられた自己信頼を意味しているのです。

第2章

チャイルドケアのすすめ

14 「ほどよい母親」になるために

スピリチュアルケアやスピリチュアリティに関する論考の中で最も欠けている視点は、人間の発達に関する視点ではないかと思います。

スピリチュアリティが健康の定義に加えられようとしていた流れの中で、最も注目されたのがホスピスケアや緩和ケアであり、医療における終末期の看取りという場面であったことがその理由の一つだと思われます。

そこでは、さまざまに揺れ動く状態の中で、身体的、心理的、社会的に厳しい状況であっても、最後まで希望を棄てずに生き抜いてゆく力を与えてくれる要素としてスピリチュアリティの必要性が考えられてきました。いわば、魂が身体から旅立ってゆく過程において手助けとなるスピリチュアリティの大切さです。

そこで、魂が身体に住み込んでゆく過程におけるスピリチュアリティの大切さについて、人間の発達に関する研究に学びながら考えてみたいと思います。

魂が身体に住み込む過程

「赤ちゃんというものは存在しない。母親と一組になった存在としてのみ赤ちゃんは存在することができる」という卓見を述べたのは、小児科医のドナルド・ウィニコット（一八九六―一九七一）でした。彼は小児科医として二万組以上の母子を診てきたといわれていますが、その途中から精神分析を学び、対象関係論という精神分析における新たな領域を開拓しました。六歳くらいまでの発育プロセスを、「魂が身体に住み込む過程」と表現をしたのもウィニコットでした。

対象関係とは、赤ちゃんが母子関係でのやり取りから身につけてゆく対象とのかかわり方のことです。対象には自分の外にある外的対象と、心の内側にある内的対象とがあります。

赤ちゃんは、内的対象と外的対象とがまだ渾然一体になっている状態を生きており、母親（全体対象）とその乳房（部分対象）とが同じ人間の一部なのだということを理解するまでにしばらく時間を必要とします。

偽りの自己を知るチャンス

赤ちゃんは言葉をしゃべれませんから、いろいろなことを泣いて表現しなければなりません。母親はその泣き声を聞き分けて、授乳したり、オムツを替えたり、あやしてあげたりしながら赤ちゃんが笑顔になるまで世話を継続します。こうして自分の欲求に母親が適切に応えてくれた時、赤ちゃんは「ああ、お腹が減っていたんだなぁ」ということを理解できるようになり、空腹の感覚を自分が生きる身体の感覚として受けとめて生きてゆく基盤を獲得することができるようになります。

ウィニコットは、こうした体験が本当の自己の基盤になると述べています。そして、このように赤ちゃんの欲求を聞き分けて満たしてあげることができる母親の存在を「発達促進的環境」と表現し、「ほどよい母親」と呼びました。

完璧な育児などありえませんので、赤ちゃんのニーズにほどよく応えてあげられることが大切なのです。

一方、母親が自分の不安や欲求に心を囚われていると、赤ちゃんはオムツを替えてほしかったのにおっぱいを飲まされて満足しなければならないような状況が多く展開することになります。すると赤ちゃんは、お母さんがしてくれることを自分が欲していたことなのだ、と思い込まなければならないことになります。これが偽りの自己になってゆきます。

偽りの自己は、ホンネとタテマエのタテマエに相当します。

ウィニコットは「健全に成長した場合には、偽りの自己は社交術として活かされることになる」と述べています。親が完璧さにこだわってしまうと、子どもは社交術を育む機会を失ってしまうのかもしれません。ここにもウィニコットの「ほどよい母親」という言葉の味わいがあります。

他者のためのいのちの活動を知るために

多くの母親は自分自身の育児本能に従うことによって、「ほどよい母親」になり、完璧でありえないとしても赤ちゃんにとっての「発達促進的環境」として機能することができます。それは、彼女自身がそうして育ててもらったからであり、言葉では思い出せなくても身体の記憶として覚えているから、自然にそうできるのです。

赤ちゃんが泣いた時、自分の欲求や不安を少しの間、脇に置いておいて、赤ちゃんに心を向け、何をしてほしいのかを察知してお世話（ケア）する。こうした自然な育児行為の中に、自分を超えて他者のためにいのちの活動を使ってゆく営みが組み込まれているのです。そして、そうした行為に支えられて育った人には、言葉では思い出すことができなくても、赤ちゃんや子どもの泣き声を聞くと「どうしたのかなぁ？」と思い、「何とかして笑顔にしてあげたいなぁ」という思いが湧き上がってきます。

スピリチュアリティとは、こうして言葉を超えた次元で伝播してゆくいのちの営みなのです。

15 一人でいられる力を育てるために

見守ることの大切さ

私たちが一人でいられるようになる力を身につけるのは、誰かに見守ってもらいながら遊びに熱中して、見守ってくれる人の存在を忘れている瞬間です。

つまり、誰かに一緒にいてもらわなければ一人になる力を身につけることはできない。

この逆説的な状況は、極めて濃密にケアしあう人間関係の中で人間性を培ってきた人類の歴史を反映しています。

赤ちゃんは口唇感覚を使って世界を探求します。なんでも口に入れてなめてみるのはそのためです。手や足やスプーンなどをなめまわしている時、赤ちゃんは遊びに熱中しながら自分と自分でないものについて学び始めています。なめた時の舌の感触と身体の感覚との連動。投げる動作をしてもなくなるものとなくならないもの。絵本でさえも、なめたり触ったりする対象の一つなのです。ですから、口に入れても大丈夫なものを周囲に置いてあげるように気を配ることが必要になります。

たとえば、赤ちゃんがスプーンと遊ぶ様子を丁寧に観察してみましょう。そこには、

①導入
②熱中
③交流
④完了

という体験過程が見えてきます。最初にスプーンを見て興味を示します。「これで遊んでもいい？」と尋ねるかのようにお母さんの方を見るかもしれません。「お匙さんだね、いいわよ」と笑顔で答えてあげると、赤ちゃんはスプーンに手を伸ばし、口に入れ、

なめることに熱中していきます。

なめるのがひと段落すると、赤ちゃんはスプーンを手にしたまま、ふとお母さんの方に視線を向けます。「お母さんも、なめてみる？」と言っているかのようです。「あら、お母さんにくれるの？　ありがとう」と受け取って、なめる真似をして、また赤ちゃんにスプーンを返してあげます。

赤ちゃんは言葉をしゃべり始める前から交流する楽しさを知っているのです。しぐさを読み取ってやり取りしてもらうことで、交流する楽しさが身についてゆきます。

やがて、その熱も冷めてゆきます。飽きて、スプーンをポイします。拾って渡してあげても、前のようには遊びません。既に関心が他のものに移ってしまっているからです。こうして遊びの過程全体が完了してゆくのです。

毎回このように遊び全体に寄り添っていくのは至難の業です。親の側が疲労困憊してしまいます。

一日一回、十五分から二十分ほど、こうして見守ってあげるように心がければよいのではないかと思います。

忘れ去られていることの自覚を

赤ちゃんが遊びに熱中している時、私たちは忘れ去られているようで、なんとなく手持ち無沙汰になったり、寂しい気持ちになったりするものです。その寂しさを自覚できないと、

「こっちのおもちゃの方が楽しいよ」と、つい自分の趣味で手を入れてしまいがちです。しかし、自分が大好きな本に熱中している時、誰かに「こっちの方が面白いよ」と言われたらどうでしょう？　「うるさい！　邪魔しないでくれ」と怒ってしまいます。

きっと赤ちゃんも同じです。

ただ、大人と赤ちゃんとでは力の差が大きすぎるため、気がつかないだけのことです。自分の存在を忘れられたような寂しさを感じた時、その気持ちを自覚しながら遊びのプロセス全体を見守ってあげることができると、スプーンを差し出してくれるような微妙な動作を読み取ってタイミングよくやり取りしながら遊べるようになります。

急にいなくならない

親は多くの仕事や家事を抱えているものです。乳幼児が何かに熱中していると、これ幸いと、その子に気づかれないようにそっとその場を離れて仕事を片付けようとする傾向があります。見守ってくれているはずのお母さんがいないことに気づいた子どもは、泣き出すか、「見ていてほしい」ということをしつこく要求します。

子どもが見捨てられ感覚にとらわれてしまわないよう、その場を離れる時には「お母さん、ちょっと洗い物するけど、こっちからちゃんと見てるからね」などと声掛けしてあげるとよいでしょう。抱っこやおんぶの文化は、赤ちゃんにとって大切な安心環境を提供してくれます。「見ていてほしい」という欲求が表現できないほどに絶望してしまうと、子どもの心には、見捨てられによる、うつ状態が生じてきます。

見守り環境の中で身についた「一人でいられる能力」は、成長と共に一つのことに集中して取り組むことのできる能力へ、そして自立して生きてゆく能力の基盤へと花開いてゆきます。干渉しすぎずに見守る、タイミングをとらえて交流する、体験全体に寄り添う。これらはスピリチュアルなケアの基本となる姿勢でもあります。

16 親子の発達促進的環境

小児科医として多くの母子と面接し、精神分析の視点から人間の基盤がどのように形作られてくるのかについて多くの洞察を残してくれた英国のウィニコットの最も重要な著作に『成長過程とその発達促進的環境』という本があります。邦訳では『情緒発達の精神分析理論』（岩崎学術出版社）と硬い題名になっていて、発達促進的環境という言葉に託された含意が遠のいてしまっているようで残念な気がします。

そこには、「三つ子の魂百まで」という諺や、生まれたばかりの赤ちゃんがはるかな目線で微笑する時に「きっと産土神《うぶすながみ》があやしてくれているのだ」と想像した古代日本人の直観にも通じる、いのちを見守るあたたかい叡智があるのではないかと思うからです。

そうしたウィニコットの洞察は、乳幼児精神保健における科学的研究の背景として、論文には直接引用されることがなくとも、広く深い影響を与え続けています。

彼が「ほどよい母親的環境」と呼んだ発達促進的環境は子育てにおけるどのような心の向け方として科学的に解明されつつあるのか、スピリチュアリティの視点を交えて概観してみたいと思います。

絶対に必要な子育てというケア

生物学的にきわめて未熟な状態で生まれてくる赤ちゃんは絶対依存の状態にあり、養育者から世話を受けないと生きていけません。子育てというケアは、人間として成長していくために絶対に必要な条件なのです。

私たちは養育者として完全ではありえません。それでも、赤ちゃんの泣き声に対して「おっぱいかなぁ、オムツかなぁ……」と試行錯誤しながらも世話してゆく、ほどよい母親的環境となることはできます。泣き声や身振りで表現されたニーズがほどよく満たされた時、赤ちゃんはこの身体でこの世界に生きていっても大丈夫なのだという存在の基盤を獲得することができます。基本的信頼、安心感と呼ばれるものです。それから次第に親の役割は、いつも思い通りになるとは限らないことの不満に耐える力が身につくよう、赤ちゃんと一緒にさまざまな感情の嵐を波乗りしていくことになっていきます。

親と子が共に見つめる喜び

赤ちゃんと養育者との関係は向かい合って目と目を見つめながら授乳やオムツ替えをする位置関係から始まります。そこにはお互いの瞳に映った自分の姿を見つめあうような閉じた傾向がありますが、人生はそうした状態から次第に開かれていくものなのかもしれません。

それから母子関係は、次第に何かの対象を一緒に見つめる位置関係へと移行していきます。見ているものに対して、「ワンワンだねぇ……」などと言葉を添えてもらいながら体験を共有してもらう喜び。相手の視線を追いかけて、その先にある対象を共有してコミュニケーションする喜び。こうして自分たち以外の対象を共同注視しながら通じあう歓びが認知の基本を形成してゆきます。

響きあう子育てとは

養育者は赤ちゃんの身振りや発声を真似たりしながら、赤ちゃんのニーズや体験していることを「オムツが濡れちゃったのかなぁ、替えてあげようね」と言葉によって映し出し、それが満たされるように環境を整えてあげます。このようにして自分の感情的な状態にチューニングしてもらい、言語化してもらい、対応してもらう体験を通すことで、赤ちゃんの中に「私」という意識が形作られていきます。

こうした、いのちの響きあいは情動調律と呼ばれます。

赤ちゃんがオムツを替えてもらって笑顔になった時には、「ああ気持ちよくなってよかったねぇ」と笑顔で赤ちゃんに話しかけてもらいます。響きあう子育ては、赤ちゃんのニーズに合わせて養育者が自らの存在をケアとして提供する行為としてみることができます。それが感情的応答性とも呼ばれる所以です。

自分の身振りや息づかいを知る

絶対依存状態で始まる人生の最初期においては、身振りや息づかいを通して養育者から赤ちゃんへと感じ方や行動のパターンが伝達されます。私たちにとって、身振りや息づかいは無意識の領域に属するものです。多くの親が「自分はこんな子に育てた覚えはない」と思ってしまう理由がそこにあります。

子どもに自分の何がどのように伝わっていくのかに関して、ほとんどの親が無自覚だからです。

スピリチュアリティの語源は「息をすること」を意味するラテン語のスピーラーレに由来します。スピリチュアルな子育てをしようと思ったら、まずは自分が子どもの名前を呼ぶ時の息づかいを自覚するようにするとよいでしょう。子育てをしている時の自分の身振りや息づかいに対して自覚的に心を込めてゆくことは、自らのスピリチュアリティを高めるだけではなく、子どもの人生にスピリチュアルな基盤を提供する実践にもなるのです。

17 虐待の悪循環を断ち切るケア

ソーシャルワーカーで精神分析にも通じていたセルマ・フライバーグ（一九一八―一九八二）が一九七〇年代にシカゴのスラム街で展開した子育て支援の試みがありました。最もケアや治療を必要とする親子は、なかなかカウンセリング・ルームに顔を出してはくれません。

そこで、トレーニングを積んだ専門家たちがチームを組み、家庭訪問をしながら問題を抱える家庭を探し出し、継続的にかかわりながら支援を提供するプロジェクトを立ち上げたのです。台所の心理療法とも呼ばれます。カウンセリングの出前であり、アウト・リーチと呼ばれる支援形態です。

赤ちゃん部屋のお化けの正体

フライバーグの仕事が日本にあまり知られていないのは、Ghosts in the nursery（「赤ちゃん部屋のお化け」）という彼女の論文が翻訳されていないからです。「お化け」というのは、その家系に虐待などの悪循環をもたらしている目に見えない力を指す言葉で、仏教では「業」と呼ばれるものでしょう。心理学では世代間伝達と呼ばれます。おなかを痛めて産んだ子を愛したくても、どう接していいか分からず、虐待と呼ばれるような対応パターンに陥ってしまう繰り返しです。

そうした悪循環を作り出す力は、その家の赤ちゃん部屋に、ある種の雰囲気のようなものとして漂っています。トレーニングを積んだ人や、人生のさまざまな場面を知り尽くすと、自然とその雰囲気を察知することができるようになります。家庭訪問をして、台所で母子とお茶を飲んでいる最中、ふと赤ちゃんが泣きだした瞬間、母親のたたずまいや反応の中に発生する微細な変化から感じ取ることができます。その人の無意識的な身体の動きや表情などによって発信されている非言語的なシグナルを読み取る能力です。スピリチュアルな能力の一つですが、一般的にいわれる霊感とは違います。

母親が自ら語りだす機会を

赤ちゃんは泣きながら母親に近づいて触れようとします。母親はそれを見て眉間にしわを寄せて距離を取り、「この子はいつも私を引っ掻こうとするのよ」と言うかもしれません。その時カウンセラーは、「いいえ違いますよ。赤ちゃんはお母さんに抱っこしてもらいたいのですよ。いいですか、こうしてあげるといいのです」と言って、見本を示すこともできるでしょう。

しかし、それでは母親に対して「あなたは悪い母親です」という暗黙のメッセージを送ってしまうことになり、なぜそう思ってしまうのかに関して母親が自ら語りだす機会を奪ってしまうことになります。

そういう場面では、「こうしたらいいのに」という自分の思いを自覚しながら、母親が次にどのように対応していくのかを見守るようにします。それが、いつも赤ちゃん部屋で展開しているであろうことを垣間見る機会につながります。

「叩いて教えなきゃ」という母親の涙

何回かそうした緊張の場面をやり過ごしながら付き合っていくと、似たような場面で母親は「子どもは厳しくしつけなきゃね。言ったって分かんないんだから。叩いて教えなきゃ、どんどんわがままになっちゃうのよ。私だって、そうやって育てられたんだから……」と漏らすかもしれません。「でも、叩かれたりしたら、痛くて、悲しいですよね……」。そう問いかけてみることのできる瞬間がやってきます。長い沈黙の後で、母親は「そうかもしれないわね、私だってお母さんに優しくしてほしかった……」と言いながら嗚咽します。そうしてため込んでいた怒りや悲しさや寂しさが涙と共に吐き出されると、その後で赤ちゃんに対する見方が変わります。

「ああ、この子は抱っこしてもらいたいだけなのかもしれない……」。そして、実際に抱きしめてみると、赤ちゃんの温もりや柔らかさが伝わってきます。それは、彼女自身が赤ちゃんだった時に欲しても与えられなかったものなのです。彼女は今それを、自分の子どもを抱きしめることで得ることができるようになったのです。

お化けを成仏させる方法

こうして虐待の連鎖の中に押し込められていた感情が吐き出され、語られ、自覚的に受けとめられると、赤ちゃん部屋のお化けはその力を失っていきます。あたかも成仏して、子孫を守るご先祖様の雰囲気に変容するかのようです。祖母の業によって苦しんでいた母親が、悪循環を断ち切って、天使（仏教では観音様と呼ぶのでしょうか）の循環を作り出すことができたのです。

これはちょっとストーリーを単純化したもので、実際にはもっと紆余曲折を含んだプロセスが展開するものですが、基本的にはこのような流れをたどります。そして、その祖母も同じような苦しみを抱えていたのかもしれないと思える日がやってきます。その時、私たちはご先祖様というものをより深く理解できるようになっているのではないかと思います。

18 タイミングを逃さないケア

周産期のスピリチュアリティ

女性が子どもを授かり、出産し、子育てが始まってゆく時期を周産期と呼びます。

この時期、体内に他者を宿して命をかけて胎児を育む妊婦さんは、喜びや期待だけではなく、さまざまな不安、そして、つわりをはじめとする身体的なストレスによるイライラなど、感情的に激しく揺れ動きます。そうした揺れ動きの中で、それまで抑圧してきたものが噴出してきたり、外界に対する関心が薄れて、おなかの赤ちゃんのことにしか気がいかなくなったり、愛していたはずの夫に対して性的な気持ちが湧き上がってこなくなったりします。

こうした大変動に周囲も巻き込まれていかざるを得ません。それゆえ、この時期には浮気や離婚などの大事件も発生しがちになるものです。

周産期に起こってくることを詳細に観察し、その体験が将来の親子関係や夫婦関係、そして子どもたちの人間形成にどのような影響を与えているのかを理解することは、スピリチュアリティを理解する重要な鍵となります。

わが子のことに没頭できる環境を

新しい命をわが身に宿した女性は、自然と、外界や社会に対する関心が薄れていき、胎児のことに心が集中していくようになります。とくにそれは、出産の前後数カ月において高まります。意識が赤ちゃんに集中して感度が高まるため、母親は赤ちゃんの微細なサインを察知し、何を必要としているのかを了解して、必要なケアを提供することができるようになります。

周囲の任務は、彼女がそのようにわが子のことに没頭することができるような安心環境を整えてあげることになります。

こうした母親的専心は、人類が生まれたばかりの赤ちゃんを他の動物たちから捕食されてしまう危険から守るために細心の注意を積み重ねてきた歴史的結果でもあります。ところが、科学技術や文明によって自然環境から隔離されてしまい、群れという共同体的つながりも薄れつつある現代社会では、こうした母親的専心が発生しにくい状況になっています。

動物園のチンパンジーも、生まれてきた赤ちゃんを抱きあげて育てる母性本能のスイッチが入らず、異物を恐れるように、へその緒がつながったままの赤ちゃんを引きずり回して殺してしまいかねない個体も少なくないといいます。そんな場合には、まずは飼育員が母子を分離して赤ちゃんを育てながら、ゆっくりと再統合して育児ができるようにお手伝いしているようです。

生まれてきたばかりの赤ちゃんは、物理的に母親の身体から分離しても、あたかも卵の黄身のように、存在としては母親という養育環境の中にすっぽりと包まれたままです。

人生最初のこうした共生関係の中で、日光の変化のリズムに触れることによって体内時計が形成され始め、脳内ホルモンや神経系の発達が促進されていきます。

子育てに欠かせないタイミングとは

やがて、這い這いをして、つかまり立ちをするようになるにつれて、赤ちゃんは次第に身体的にも母親から離れることを練習するようになりますが、少し離れてはすぐに母親の方を見たり、戻ったりして安心を確かめなくてはなりません。

これは将来、外界に船出して探検してゆくための安心電池を形成し始める時期に当たります。

こうした離れたり戻ったりする往復は、ヨチヨチ歩きを始めた子どもに顕著に見られる行動です。

この時期に一番大切なことは、子どもが安心電池の充電を求めてやって来た時、その瞬間を見逃さずにサッと抱きしめてあげることができる身体的な行動です。愛情や絆とは、そうした自然な行為の中に具現されるエネルギー・パターンなのではないかと思われます。

タイミングを逃さなければ、数秒からせいぜい一分以内に安心電池の充電は完了されます。子どもはまたムズムズと体を動かし、抱っこしてくれたお母さんから離れて、外界の探索へと旅立っていきます。

ところが、親が何かの用事に忙しかったり、自分の気持ちにこだわりすぎてしまったりして抱き上げてあげるタイミングを逃すと、後から抱っこしてあげようとしても子どもの方が駄々をこねてしまうことになります。

大人の視点からすると、「せっかく抱っこしてあげようと思ったのに、なんていう勝手なやつだ」ということになります。

コミュニケーションにおけるボタンの掛け違いや、大人になって素直になれない感情のもつれの原因がすでにこの時期に形成され始めるのです。

スピリチュアルなケアにおいて、タイミングをつかまえるということは極めて重要な技になります。そのタイミングをつかむための修行として、子育ては泣き笑いしながら、共に学びあう最高の道場の一つなのではないかと思います。

19 赤ちゃんの非言語的サインを読み取るために

子育てをしているお母さんは、赤ちゃんに対して、三種類の赤ちゃんを重ねて見ているといわれます。

一つ目は、目の前にいる実際の赤ちゃん。

二つ目は、胎児としておなかに宿していた時に期待したり不安になったりしながら思い描いていた想像の赤ちゃん。

三つ目は、自分が育てられた時に体験した（通常では思い出せないような）辛い記憶が作り出す幻想の赤ちゃんです。これら三種類の赤ちゃんの映像が重ね合わせられて赤ちゃんの「現実」が作られるらしいのです。

想像の赤ちゃん

赤ちゃんを授かるということは、自分の体内に異物を宿すことです。

妊娠五週目から十六週くらいにかけて起こりやすいつわりは、体内に宿した異物との共存を模索するための生物学的な苦しみだと考えてよいかもしれません。愛する人との間に新しい命を授かった喜びも、異物と共存する苦しみに曇らされてしまい、「こんなに苦しいなら、もういらない……」と思ってしまうことは決して不条理なことではないと思います。しかし、そうした気持ちは、「抱いてはならないもの」として抑圧されてしまいがちです。

夫婦の間で「私、つわりが辛すぎて、こんなこと思っちゃったんだけど……」「ああ、そんなに辛いんだね……」と気持ちを話しあえる時が持てるとよいでしょう。親密さには、こうした否定的な気持ちをもそのまま分かちあい、認めあえるような包容力が含まれます。性行為だけに限定されない安心できる肌の触れあいの中でこうした会話が持てるように普段から心がけるとよいでしょう。

親の心の中では、子どもが五体満足で障害のない子であるかどうかなどが心配になります。その責任が全部自分にかかっているように思えてしまうところが実際に子を身に宿す母親の宿命なのかもしれません。生まれてくる子どもがどんな容姿で、どんな人になっていくのかを想像したり期待する一方で、夫婦関係が悪くなったり喧嘩したりした時には、子どものことが好きになれなくなってしまうこともあるでしょう。

こうして、まだ目に見えない間にさまざまに思いめぐらした気持ちの中で、人に言えないような否定的な内容は、子どもが生まれてきた後で、その子に対する無意識的な罪悪感となって浮かび上がってきます。これが想像の赤ちゃんと呼ばれる現象です。

幻想の赤ちゃん

写真が身近なものになってきたおかげで、お母さんが赤ちゃんを抱っこしている写真と、赤ちゃんだったそのお母さんをお母さんのお母さんだったお祖母《ばあ》ちゃんが抱っこしている写真を並べて見ることができるような時代になりました。こうした技術的な発展が科学的研究に取り入れられて確認されるようになったことは、お母さんが赤ちゃんを抱っこする仕方は、そのお母さんが赤ちゃんだった時にどのように抱っこされたかにとてもよく似ていることが多いということです。

それは言語的な記憶というより、言葉では思い出せないけれども身体が覚えているという類の深い記憶です。

赤ちゃんだった時に母親から虐待を受けていた場合、叩かれたり、怒鳴られたり、無視されたりした記憶は、それと意識されないまま目の前にいる自分が産んだ赤ちゃんの上に重ねられて浮かび上がってくる傾向があります。

それは、赤ちゃんが泣いた時などによく現れます。

「どうしたのかなぁ……、おっぱいかなぁ」と思う代わりに、なぜか自分が赤ちゃんから責められているように感じてしまうことが少なくありません。赤ちゃんが抱っこしてもらいたくて手を伸ばしている動きが、虐待を受けたお母さんには、「この子は自分を引っ掻こうとしている」と思えてしまうこともあります。これが幻想の赤ちゃんと呼ばれる現象です。

子育て支援の大切な要素

まだ言葉をしゃべれない赤ちゃんは、泣き声や顔の表情や身振りで自分のニーズや気持ちを表現するしかありません。そうした非言語的なサインを読み取るためには、目の前の赤ちゃんをありのままに見ること、耳を傾けることが必要になります。

子育ての難しさの一端は、こうした非言語レベルのコミュニケーションによって自分の過去の体験が触発されてしまい、無意識的な衝動が渦を巻いて湧き上がってくるため、対象のありのままが見えにくくなってしまうところにあります。

両親が体験する難しさや苦しさに耳を傾け、素直な気持ちを言葉にしても否定されずにそのまま受容してもらえる環境を提供することは子育て支援の大切な要素です。こうして親子の間に笑顔が生まれるようにお手伝いしていると、自然にそのお母さんの抱えていた辛い過去も癒えていってしまうようなことが起こります。それは、スピリチュアルと呼ぶにふさわしい、いのちの霊妙な働きに触れる瞬間でもあります。

20 子育てとしてのマインドフルネス

母子関係による基底欠損

全人的医療という概念を提唱したマイケル・バリント（一八九六―一九七〇）の業績について紹介しながら、心を込めて聴くという姿勢がもたらすスピリチュアルな働きについて、そして子育てから看取りに至るあらゆるケア活動に生かされてゆくべき薬としての「心を込めた生き方（マインドフルネス）」について考えてみたいと思います。

バリントはハンガリー出身の精神科医で、フロイトの愛弟子であったフェレンツィーから精神分析を学び、第二次世界大戦を契機に移住した先のイギリスでも大きな業績を残しました。そのバリントの業績の中で、日本で一番知られているものが「基底欠損」という概念です。これは、人生最初期の子育ての中で適切なケアが受けられなかったことによって発生したひび割れのようなものは、その人の人生全般にわたって影響をもたらすという考え方です。日本の諺では、「三つ子の魂百まで」に相当するものであると考えてよいでしょう。

バリントは多くの患者さんの訴えを聴く中から、成人の精神的な苦悩をもたらす共通の原因として、生まれてきてから離乳する頃までの母子関係におけるなんらかの過不足によって、本来ならうまく獲得されるべき基本的信頼や安心感という人間の基底に、ひび割れのような不具合が生じるらしいことに気がつきました。その歴史的背景には、産業革命以来、多くの人々が都市に流入して労働者として生活することになったために、女性が母親として子育てに専念しにくくなってきたという状況があったであろうことが推測されます。

全身の毛孔を通して聴くこと

そのバリントはロンドンで要職を離れて開業医となり、家庭医を集めてバリント・グループと呼ばれる事例検討会を始めました。

そこでは医者として患者にどのような薬を出すかという視点から、どうしたら医者自身が患者にとって良い薬となることができるのかという視点に移行してゆけるようにする取り組みが行われていました。

基底欠損を抱えた患者に面接していて、患者が医者に対して「私が抱えている不具合の原因となったような体験を繰り返さないでほしい」という期待を抱いていることを察したバリントだからこそ、患者と最初に接する家庭医たちに患者を全人的存在として理解する傾聴の姿勢を学んでほしいと考えたのです。

患者は、最初に自分を診てくれる家庭医が、自分の病気のことを身体と心と生活環境とが入り交じった総合的なものとして深く理解してくれることを期待しています。そして、そのように大切に向かいあってもらえると、患者は自分自身で解決の糸口を見つけ出せるようになるものです。

こうした共感的受容的な傾聴の姿勢を身につけるためには、患者の話を「全身の毛孔《けあな》を通して聴く」ことが大切だとバリントは述べています。

こうして心を込めて聴いてもらうことによって医者と患者との間に治療的な関係が成立し、それに支えられて患者は自分自身が持っている生きる力・癒しの力を発揮することができるようになります。そのためには、医者は心を開き、ありのままに自分を知ることができる自己洞察力を養うことが必要になります。それがバリント・グループのトレーニング目標だったのです。

子育てとマインドフルネス

「全身の毛孔を通して聴く」という表現は全身全霊で聴くということです。

赤ちゃんを育てているお母さんは、赤ちゃんの泣き声を「おっぱいだな」「オムツだな」などと聞き分けることができるようになります。赤ちゃんのことを全身全霊で思っているからです。こうしてお母さんが赤ちゃんのことに深く心を向けることを精神科医のウィニコットは「母親的専心」と呼びました。

しかし最近では、このように専念できる状態に自然に入れなくて苦労している若いお母さんたちが多いようです。自然から切り離され、マニュアルに頼りすぎているからでしょう。ウィニコットは、お母さんが自分の感覚を信じて子育てをすることの大切さを説いていますが、その自分の感覚が分からなくなっているのかもしれません。

最近日本にも知られるようになったマインドフルネスは、仏教瞑想に起源をもつ注意の向け方に関するトレーニング方法で、漢訳仏教では「念」と訳されてきたものです。念とは、バリントのいう「全身の毛孔を通して聴く」ような注意深さで、一つひとつのことに心を込めて生きる姿勢につながるものなのかもしれません。

そうして心を込めて育てられると、子どもの心にも自然に安心感や信頼感が得られるのでしょう。

スマホや携帯に心を奪われずに、目の前にいる子どもや赤ちゃんを自分の目で見て、自分の肌で触れて抱きしめてあげた時のぬくもりを忘れないことです。

第3章

家族のスピリチュアリティ

21 家族との絆は全身全霊で

自転車で転んで耳の裏を八針縫う怪我をしてしまいましたが、その後遺症も、三カ月ほどたってやっと少しずつ快方に向かう兆しが見えてきました。八針縫った耳朶《みみたぶ》の軟骨の痛みが、指で触ってみた時に「あ、少しよくなってきたかな」と思えたのと歩調を合わせるように、左手首を曲げた時の痛みと首のムチウチのような痛みもよくなりそうな実感が湧いてきました。

その一方で、三歳の娘は相変わらず自分のペースで私によじ登っておんぶしたり肩車したりしてくるのですが、以前に比べると不意を突かれることもあるそうした身体を使ったかかわりあいも苦にならなくなり、多少の痛さを感じながらも子どもたちと普通の付きあいを楽しめるくらいにまで回復してきました。

そんな折、子どもたちと遊びながらふとしたきっかけで、今は亡くなられた河合隼雄《かわいはやお》先生（一九二八―二〇〇七）からいただいたアドバイスを思い出して、「ああ、こういうことをいうんだなぁ」と改めて腑に落ちたことがありました。

その思い出に沿って、絆は全身全霊で触れあうことによって育まれてゆくものだということについて考えてみたいと思います。

一つではない心理療法の面接法

それは、私が大学を中退して曹洞宗で出家した後、再出家して修行するためにビルマ（現ミャンマー）に向かう少し前のことだったと思います。禅宗時代にご縁のあった友人が自らの命を絶つという出来事があり、「自分には何かもっとできることがあったのではないか？」という思いがあったので、大学時代に受講したことのある河合隼雄先生、木村敏先生、藤縄昭先生の三人に面接してもらうことにしました。

三人ともお忙しい時間をやりくりしてくださったらしく、研究室で牛乳とパンの昼食を摂りながらの面接というスタイルでした。そこでお話いただいたことは三人三様で、心理療法の面接というものはそれぞれのスタイルがあってよいということを実感させてくれるものだったことをよく覚えています。その中でも特に、河合先生が話してくださったことがなぜか私の心にいつまでも残っていて、折に触れて思い出され、今回も痛みを抱えながらの子どもたちとの触れあいの中で気づいたことがあったので取り上げさせていただいた次第です。

「こんなお坊さんになってください」

作務衣で面接に伺った私に、河合先生は「あなたは将来、本当にお坊さんになるつもりですか」と確かめました。「そのつもりです」と答えると、次のようなお話をしてくださいました。

もしあなたがお坊さんになったら、檀家さんのお宅に伺ってお経を唱えている最中に、子どもがあなたの周りを走り回ったりすることがあるかもしれません。そんな時、淡々とお経を唱え続けながら、タイミングを見ては身体で子供をあやし、お経が終わるころには子どもがあなたの膝の上にチョコンと坐っているような状態になって、最後には子どもを抱っこして檀家さんとお茶をいただきながらお話して、何事もなかったかのように帰ってくることのできるお坊さんになってくださいね。

心に残っているこのお話の味わいは、私自身が家族を持つようになってからも、さまざまな家族の情景と共に深まってきています。

この話の中で、お経を読むことや檀家さんとお話することは表面的なレベルでの交流です。子どもが走り回った時の自分の心の反応や家族たちの反応、身体動作で子どもとやり取りしながら感じ取られる体感情報などは、通常では意識にあがってこない深層情報です。

仏教では、真実を第一義諦と世俗諦に分けることがあります。ホンネとタテマエに似ているかもしれません。言葉や概念になる前のいのちの世界の真実と、言葉や概念によって社会的に共有されうるレベルで認識される世界の真実との違いといえるかもしれません。

日常世界をそうした多層的な視点から観察しながら、お互いが共に楽しみながら頑張って成長してゆけるように、創意工夫しながら交流してゆく努力を続けることが大切だと思います。真実と方便の間で心を込めたやり取りを続ける努力ともいえるでしょう。

子どもに映る自分の真実に気づく

仏教では、行為を身口意の三業に分けます。その中で、一番嘘をつけるのが口であり、身体が一番正直に反応してしまいます。ユングは世代間伝達に関して、子どもは親の真似をしながら、その繰り返しの中に感情を込めることを学んでゆくと述べています。

親や教師たちが口で話していることよりも、無意識的に繰り返している感じ方や行動のパターンの方が伝わってしまい、こうして子どもは親の秘密も察してしまうらしいのです。

子育ては、全身全霊で触れあいながら、子どもに映る自分の真実に気づいてゆくための最高の道場なのです。

22 家族を見守る大切さ

子どもたちをスイミングクラブに連れて行くのが週末の日課になっているのですが、練習する子どもたちを見守っていて気づいたことがあり、スピリチュアルケアの視点から考えてみたいと思いました。

父親としての反省

スイミングクラブに通い始めたころは、クラブに着くと子どもたちを着替えさせ、準備体操をする部屋に送り出した後で、送り迎えをする親がワンコインでトレーニングできるサービスがあったので、二階のジムで汗を流していました。忙しくて運動不足になっていたので、いいタイミングだと思ったのです。

ランニングマシンで走りながら、プールの子どもたちに窓越しに手を振ったりすることはありましたが、多くの時間は自分の身体の動きに集中していました。

これがよくないことに気がついたのは、娘がちょっとした壁に突き当たった時のことでした。急に行きたくないと言い出したので、そのわけを尋ねてみると、蹴伸《けの》びをするのが怖いのだと言います。息子（兄）に聞いてみると、時々頭を水中に押されることがあって嫌だと言っていました。頭が十分に水面に入っていない時の指導なのでしょうが、突然に頭を押さえつけられるのは怖いに違いありません。

そこで私は、子どもたちの気持ちを直接コーチに話したり、ノートにメモを書き込んだりして伝えました。

私が間に入って子どもたちの気持ちを伝えるようにすると、子どもたちにも頑張ろうという気持ちが湧いてきて、後押ししてあげることができたようです。

私も小学校の時にはソフトボール、中学校ではバスケット、高校ではバドミントンをやっていたので、どんなスポーツをやっていても壁にぶつかったり、嫌なことがあったりしてやめたくなる時があることをよく知っていました。

子どもたちはまだ小学校低学年と年中さんなので、特にそういう思いをした時の支えが大切だと思いますし、何より楽しく続けたいと思えることが一番だと思いました。

そこで、子どもたちがプールで練習している時に自分のために汗を流すのはやめにして、見学用の椅子に坐ってガラス越しに見守ることにしたのです。

準備体操を終えた子どもたちがプールにおりてくる時、娘は私を見つけて嬉しそうに手を振ってくれました。

「ああ、すまなかったなぁ……」という気持ちが湧いてきました。息子はもうすでに恥ずかしい気持ちがあるのか、あまり手を振るような仕草はしませんが、時々私の方に視線をくれます。

ある時、娘がコーチに言われたことがよく理解できなかったようで、話してくれました。壁を蹴って蹴伸びをする際のタイミングの取り方のことでした。イチ、ニ、サンと心の中で掛け声をかけながら、しっかりと頭を入れて、手を伸ばして、強く蹴ります。

私は動作つきで説明しました。次の週、娘はコーチの掛け声に合わせてうまくやることができたようで、嬉しそうに「コーチの言うとおりにやったら、うまくできたよ」と話してくれました。

頭の中のミラーニューロン効果

こうしてプールサイドの二階の見学席に陣取って見守り続けるうちに、私の中にアスリートの身体感覚が蘇ってきました。私は水泳をスクールで学んだことはありませんでした。見よう見まねで泳げるようになり、山国に生まれて海が大好きになりシュノーケリングを趣味にするようになったのですが、ほとんどが独学・自己流でサンゴ礁の海を命がけで泳ぎ回ってきました。

ですから、最初は子どもたちの練習が単純な繰り返し練習に見えていたのですが、息子が背泳ぎを始める頃から、なぜあのような繰り返し練習をするのかについて、陸の上で同じ動作をしながら考えてみるようになりました。

そして、息子がクロールの息継ぎや腕のまわし方の練習で苦労するようになった時に、自分でプールに行って、子どもたちがやっている練習を自分自身で最初から全部やってみることにしました。

すると驚いたことに、背泳ぎにしてもクロールにしても、これまでよりもずっと楽に自然に水にのって、水をつかんで泳ぐことができるようになり、息継ぎをしようと意識しなくても身体のローリングに合わせて自然に息継ぎできるようになるではありませんか。私は、「自分のために子どもたちに水泳の練習をさせていたのかなぁ……」と思いました。

私たちの頭の中にはミラーニューロンという神経組織があります。他人の動きを見ると、自分がその同じ動きをする時に使うニューロンに電流が流れるのだそうです。

鏡のように映しあう仕組みが脳の中にあるからこそ、私たちは他人の動作を見ているだけで、自然に相手の気持ちを察したり、共感したりすることができるようになっているのです。

23 息子の怪我から学んだ尊いこと

「お母ちゃんに会いたい」

小学校三年生の息子が陸上競技の練習中に転んで、「すねに傷口がパックリと開いてしまい、縫う必要があるので迎えに来てほしい」とコーチから連絡が入りました。

競技会前の夜間練習だったので、すでに夜の八時半を過ぎていました。急いで運動場に迎えに行くと、すねの傷口はしっかりと手当てされてテープが貼られていました。

「縫う必要があると思いますが、この時間に受け容れてくれる病院が見つからず、救急車も出てくれないので、今病院を探しているところです」とのことです。

息子はそれまで必死で頑張って我慢していたようで、私の姿を見るなり堰が切れたかのように泣き崩れて抱きついてきました。出血する様子にショックを受け、命の危険まで想像してしまったようです。

私は息子を抱きしめて、「怖かったね。がんばって我慢したね。大丈夫だよ。泣いてもいいよ」と話しかけ、電話で病院を探してくれているコーチたちとも一言、二言やり取りをしました。

息子に「病院が見つかるまでもう少し待ってね。今一番何がしたい？」と聞いてみると、「お母ちゃんに会いたい」と即答でした。

私は、「ああ、こんな時はやっぱりお母さんなんだなぁ」と寂しさを感じましたが、だからといって抱きしめる手を緩めるわけにはいきません。ちょうどその時、「隣町の整形外科が受けてくれるそうです。『まだ最後の患者さんが残っていて、今すぐに出れば間にあうのですぐに来てください』と言ってくれました」と若い女性コーチが教えてくれました。彼女の友達が働いている病院だそうです。

私は、その病院名とおよその場所を確かめると、すぐに車まで息子を背負って行って、ナビにその病院名を打ち込み、「ちょっとだけだからね」と息子に念を押して、家に急行しました。運動場と家がすぐ近くだったので、ひと目、母親に会って抱きしめてもらうくらいの時間は稼げると読んだのです。

病院で出会った「施無畏」

息子は、家で母親に抱きしめてもらうと今度は「お母ちゃんに病院までついて来てもらいたい」と懇願してきました。妻は、病院の場所も知らないし、妹を寝かしつけなければならない時間なので、「今はお父ちゃんに行ってもらってね」と説明しました。

私は息子をなだめて病院に駆けつけると、すでに玄関で待っていてくれたスタッフがすぐに処置室に誘導してくれました。私が「近くで手を握っていてやりたいのですが、大丈夫でしょうか？」と聞いてみると、若い男性スタッフは「治療中はダメですが、消毒してから縫合するまでの間に少し時間ができると思いますので、その時に隣にいてあげてください」と教えてくれました。

息子を見送って待合室に戻ってみると、玄関の正面に「施無畏」と書かれた額が掲げられていました。「怖くないよ。大丈夫だよ」と、相手に安心感を与えることは、仏教における大切な布施行の一つなのです。

お金や物など、相手に何もあげるものがない時にでも、笑顔、優しい言葉をかけてあげることはできます。そして誰にとっても、怖がっている人や不安な人に安心を提供することは「施無畏」と呼ばれる大切な布施行の一つであり、スピリチュアルケアの中核でもあります。

私は、こんな状況で出会った「施無畏」と彫られた墨蹟を見ながら、その個人病院の創設者の思いや、仏教に対する信仰心の深さを感じました。

傷口の消毒が済むと、先ほどの男性看護師さんが息子の隣に招き入れてくれました。スタッフの声掛けのおかげで息子はだいぶ落ち着いてきていて、手を握って一緒に傷口を見られるくらいになっていました。

縫合してくれる院長先生が入ってくると、私は「よろしくお願いします」と頭を下げて処置室の外に出て、カーテン越しに聞こえてくる院長先生や看護師さんたちと息子のやり取りの声に耳を傾けながら待っていました。

傷口は八針、縫われました。その間、女性看護師さんは息子に、「大きくなったら、何になりたい？」というような質問をしながら、不安を巧みに和らげ、安心させてくれました。

そうした会話の口調には、「施無畏」というブッダの教えがその病院のスタッフたちにしっかりと染み渡っていることが感じ取られました。

処置室から出てきた息子には安心した笑顔も見られ、すっかり落ち着きを取り戻していました。

そして次の日からは、縫い合わせた傷口を洗い、軟膏を塗り、テープでガーゼを固定する作業を自分でやるようになりました。抜糸前の最終チェックでは「傷口の周りの感覚が他のところと違うのはなぜですか？」と先生に質問していました。

怪我をきっかけに成長してゆく息子を見て、先生や看護師さんたち、そして、「施無畏」というブッダの教えに感謝の念を新たにしました。

24 親子で読んだ『よだかの星』のおかげ

夏休みの宿題

小学校三年生になった息子の夏休みの宿題に親子読書というのが出ていました。同じ本を一緒に読んで、子どもの感想と親の感想をそれぞれに書くというものです。

本棚に並べてあった宮沢賢治の『よだかの星』という童話の絵本を取り出して、「この本でやってみようか？」と私から話を向けてみると、息子はしばらくゴロゴロしながら読みふけった後で「いいよ」と頷いてくれました。息子なりに物語をしっかりと味わって心を動かしている様子を見て、「成長したなぁ……」と感慨深いものがありました。

そういえば、私も小学校の高学年から中学生にかけて、屋根に寝転がって星空を眺めながら寝てしまったことがありました。

生きてゆくことに関するなんともいえない違和感を抱くようになり、誰にも話すことができず、遠い空の向こうに輝いている星にその答えを尋ね、そして星になってしまいたいと思うようになった思春期の頃の記憶です。

子どもの夏休みの宿題として、宮沢賢治を親子で一緒に読んだ時に体験したスピリチュアリティの現れ方について考えてみたいと思います。

《山焼けの火がまっ赤です》

この童話の主人公である「よだか」は、名前からすると鷹の仲間のように思えますが、体長三十センチに満たない夜行性の鳥で、物語の中ではカワセミや蜂鳥などと親しく言葉を交わしています。こうした描写には、賢治がどのように自然を観察していたかが見て取れます。

よだかは見た目が醜く、他の鳥たちからもバカにされ、特に名前の似ている本当の鷹からは迷惑だから改名するようにと迫られます。賢治は、そんなよだかがなぜ「たか」という名前を付けられたかについて次のように説明しています。

《これは、一つはよだかのはねが無暗に強くて、風を切って翔《か》ける時などは、まるで鷹のように見えたことと、も一つはなきごえがするどくて、やはりどこか鷹に似ていたためです》

鷹から改名を迫られたよだかは悩みます。そして、いつものように夕闇が迫って赤く焼けた空を横切りながら、獲物を飲み込みます。羽根をまっすぐに伸ばして天翔ける様子は矢のようです。

よだかは口を大きく開いて羽虫やカブト虫を飲み込みます。旋回し、急降下を繰り返しながら獲物を捕らえる場面の描写には、《山焼けの火がまっ赤です》という表現が繰り返されます。まるで、賢治自身が空の上からまっ赤な夕焼けを見たことがあるかのようです。

私は以前、富士山の山頂付近から河口湖《かわぐちこ》の花火大会を見たことがあります。上から見る花火は、夜の海に光るくらげの群れのようでした。おそらく、賢治も山登りをする中で、山頂から朝焼けや夕焼けを何度も愛でたのではないかと思われます。

こうしたうつろいの景色の中で、よだかは多くの命を奪わなければ生きてはいけない生命の痛みを痛感します。食物連鎖と言ってしまえばそれまでなのですが、そのさなかにあることの痛みを感じることができるのは、実は人間だけなのかもしれません。

ブッダが子どもだったころ、農耕祭の際に、鋤で掘り起こされた土くれの中から出てきた虫を小鳥がさらい、虫をくわえたまま飛び上がってゆく小鳥を、こんどは大きな鳥が急降下してさらって行く様子を見て、シッダタ菩薩は深い禅定に入ってしまいます。食物連鎖の様を直視して、その瞬間に深い集中状態に入って生きることの痛みを洞察してしまったのだと思います。

それからよだかは、カワセミに別れを告げて、太陽や星になろうとして飛び立ちます。しかし、太陽にも星たちにも受け容れてもらうことができず、ただ只管《ひたすら》に高いところに向かって飛び続ける中で絶命し、気づいた時には自分の身体が燐《りん》の火のような青い美しい光になって静かに燃えているのを見ます。

反対感情を同時に受けとめる器

私は息子と交代で一ページずつ音読してみました。最後の場面では、涙がこみ上げて来て読み進めることができないくらい泣けてしまいました。息子のことが気になって見てみると、彼は何事もなかったかのように静かに待っていてくれました。

私は息子に感謝の言葉を述べて、何で自分がこんなに感動してしまうのか、浮かんでくる言葉を語りました。

それからそれぞれに感想文を書きました。息子の感想文には、最後の場面で、よだかが死んで星になることができたことについて、「悲しいような、ほっとしたような気持ちになりました」と書かれていました。

このような反対感情が同時に存在してよいことを知り、アンビバレントな感情を受けとめる器が育ってきてくれたのです。

私は、自分が大切にしているものがしっかりと息子に伝わっていることを実感して、嬉しい気持ちに満たされました。

25 ウンウン星人になってしまって

保育園の年長さんになった娘と遊んでいた時の出来事です。シルバニア・ファミリーという人形セットで遊んでいる最中、何かの拍子で注意がそれてしまい、何を言われても、「うん、うん」と上の空で対応してしまうことがあったようです。

娘はそんな私に間髪を入れず「お父ちゃん、またウンウン星人になってる！」とお叱りの言葉を投げかけてくるのでした。最初、私は何のことなのかよく分からず「『うんうんせいじん』って、なに？」と訊いてみました。すると娘は、言葉巧みに次のように説明してくれるのでした。

「お父ちゃんは、『うん、うん』って言っているだけで、ちゃんと私の言うことを聴いてくれていない、分かってくれない、ちゃんと遊んでくれてない」

ここでは、私がウンウン星人になってしまう時の反省を中心に、スピリチュアルケアの要について考えてみたいと思います。

プレゼンス（臨在）とは何か

キリスト教の歴史の中で生まれたホスピス運動では、聖地巡礼の途上で病み、倒れて死んでゆく巡礼者たちの中に神を見いだして、彼らに仕えることを通して神に仕え、神の愛を実現しようと実践したことが、その発端となりました。

現代医療の中にホスピス運動を作り上げていったシシリー・ソンダースも深いキリスト教の信仰を持った医療者でした。死にゆく人々が最後の時間に体験する苦痛の中に意味を見いだして受けとめてゆくことができるよう、その場に寄り添っていることの大切さを説きました。

彼女の言葉によると、そのためには家族のようなコミュニティが必要であり、そうしたコミュニティとしての寄り添いがあれば、死は敗北ではなく、死にゆく人が看取る人たちに多くのものを与えることのできる人生の貴重なひとときになりうるものです。プレゼンス（臨在）とは、そのような仕方でその場に存在することであり、そこに神仏の見守りを感じることのできるような状態です。

娘に「無明」と叱られて気づくこと

さて、私が「ウンウン星人」になっている時には、目の前にいる娘にプレゼンスを提供することができなくなっているということになります。その理由は、私が娘の遊びに「面白そうだなぁ、何をやっているんだろう」というような純粋であたたかい興味、関心を抱くことができなくなってしまったからです。

他に自分のやりたいことがあったり、隣で息子がテレビを見ていてそちらの方に気が向いてしまったり、あるいは何か心配事があったりすると「遊んであげなくちゃ……」と頑張ってみても、すぐにウンウン星人になってしまいます。そして、娘に指摘されるまで自分ではそのことに気がつきません。仏教では、これを無明といいます。

仕事としてカウンセリングやプレイセラピーをしている時にはしっかりとプレゼンスを保てたとしても、家でくつろいでいる時にはついついプレゼンスを失い、ウンウン星人になってしまいます。マインドフルネスを教えている人としては恥ずかしい限りなのですが、それが現実であり、私は心のどこかで「家庭って、そんな感じでいいんじゃないのかなぁ」と思うところもあります。

いつも完璧であることは人間として不可能ですし、家庭という場所では、それではなんとなくお互いが息苦しくなってしまうのではないかと思うのです。家庭とは、そうやってお互いに怒ったり怒られたりしながら、泣き笑いの中で学びあい、育ちあってゆくものなのではないでしょうか。

私は、それが出家修行生活から還俗して家庭をもった意味なのではないかと考えて、「ウンウン星人」になってしまって娘に叱られてしまうことを「何とはない幸せ」だと感じています。娘が「ウンウン星人」を発見して、それを指摘できるようになってよかったなぁという感じです。

世界は自分の思うようにならないから

熟練した小児科医であり精神分析家であったウィニコットは、多くの母子を診る中で、完璧な母親というのはありえないし、それでは子どもに成長する機会を与えられなくなってしまうという趣旨のことを言っています。

人生の最初の一年間ほどは、赤ちゃんの万能感をほどよく満たしてあげながら、「基本的信頼感」が育つように支援するのがお母さんの仕事です。そして、離乳して自我が芽生えてきたら、自分の思うようにならない現実に耐えられるように応援することが次の大切な仕事になります。

基本的信頼感の中には「世界は自分の思うようになる」という万能幻想が含まれていて、その錯覚のおかげで毎日を安心して生きることができるようになります。その上で成長するにしたがって、生きるために必要な、そうした錯覚から脱錯覚してゆくことが必要になり、それが生涯のテーマとなるのです。

26 家族と流れ星を見に行く

ふたご座流星群がよい条件で見えそうなので、「流れ星を見に行かないか？」と息子に話を向けてみると、「うん、行く」と即答してくれました。

そこで、家から車で一時間ほどのところにある清里高原のお気に入りの場所に、家族四人で見に行くことにしました。マイナス10度くらいの寒さの中、牧草地に敷いたアルミ蒸着マットの上に家族四人で寝転んで、天の川がくっきり見えるきれいな夜空を眺めながら、この上ない幸せな時間を過ごすことができました。

夜空を眺めることとスピリチュアリティのつながりについて、ケアの視点から考えてみたいと思います。

星に願いを

マットの上に並んで横になり、寒さを防ぐために毛布とアルミシートをかけてあげると、子どもたちは「流れ星にお願いするとかなうんだよね」と言って、それぞれにお願いの言葉を唱え出しました。

流れ星はいつ流れるか分からないので、いつ流れてもいいようにと、子どもたちは途切れることなくお願いごとを繰り返しました。

息子は巨大な金額の宝くじが当たるように、娘は習ってもいないフィギュアスケートで羽生結弦《はにゅうゆづる》よりもうまく滑れるようにと、「え、それホント？」と思うようなお願いの内容でした。半分は本当で、あと半分は面白がらせようというサービス精神から、そんなお願いごとになったのでしょう。妻はその声を聴きながら、「なんだか、お経みたいね……」と笑っていました。

しばらくすると子どもたちも疲れたのか、お願いごとの声が静まり、あたりは静寂に包まれました。すると、大きな流れ星が流れるたびに「ウオー、見た？」「きれいな色だったね」「大きかったね……」などと、感嘆の声が静寂の中に響き渡りました。そして、「こんなきれいな星空、プラネタリウムよりもすごいね」という息子のつぶやきが聞こえてきました。私は何とも言えない嬉しい気持ちに包まれました。

私が初めて清里の星空の美しさに感激したのは、高校の強行遠足で甲府から小諸まで、一昼夜かけて百五キロを歩いた時でした。

清里から野辺山にかけての峠道から見上げる星空は、本当に手を伸ばせば星が取れるのではないかと思うくらいでした。今では開発が進み、近くにスキー場ができて人工雪を降らすために夜遅くまで煌々と照明が光っているせいか、当時ほどの星空ではないのですが、それでも天の川はきれいに見えます。

子どもたちにとってはプラネタリウムで見るより感動的な星空だったのです。子どもたちがこうした自然の美しさに感動することができるように育ってくれたことを、私はとても嬉しく思いました。

「流れ星、三十二個見たよ」

私は、小学校高学年のころから、よく家の屋根に寝転んで一人で星空を眺めるのが好きでした。星座の名前を覚えるのではなく、吸い込まれるようにきれいな夜空をただ眺めているだけでした。すると何となく、遠い自分の故郷を思い出すような感覚が湧いてきて、いくぶん心が癒される気がしたのです。

中学生になると、天体観測が好きな先輩たちとよく一緒に、冬の夜空を眺めに出かけました。

田んぼや土手に寝転んで、朝、目が覚めると、寝袋から出ている顔の鼻のあたりに、息が凍って霜のようになっているのを見て驚いたのも楽しい思い出です。

帰りの車中でそんな話をしていると、息子は「流れ星、三十二個見たよ」と教えてくれました。数えるという発想は自分にはなかったので、「やられたなぁ」と息子の成長に驚きました。

それを聴いた娘は負けじと「私は、二十個見た」と言うので、面白くなってしまいました。その娘は、先ほど「寒いからもう帰ろうか」と帰り支度を始めた時、懐中電灯で照らした暗闇の中で「これ、保育園のお昼寝で使うから、畳み方知ってるよ」と言いながらマットを畳むお手伝いをしてくれました。息子も娘も成長してくれたものです。

大自然の美しさに感動すること

冷凍庫のような牧草地に寝転びながら流れ星を見ていたのは、三十分にも満たない短い時間だったと思うのですが、子どもたちは大自然の美しさに見とれて、感動して、それを言葉で表現しながら家族全員で共有することができました。

大自然の美しさに感動すること、その雄大さの中で自分が溶けて消えてしまうような感覚に身をゆだねることは、スピリチュアリティが開けてゆく窓口の一つです。日常の喜怒哀楽に右往左往している「私」という思いが消えてしまっても、感じあいながら共に在ることができるのです。

ケアは、そうした響きあいの中で互いの息づかいを感じながら、相手のために自分ができることを喜んでするところから生まれてくるものなのでしょう。

27 親が生徒で子どもが先生になってみた

小学校に入った娘が学校でひらがなを習い始め、私が家に帰ると、「父ちゃん、今日は何を習ったと思う？」と話しかけてきます。それから私を生徒にして、娘が先生になって、ひらがなの練習遊びをひとしきりするのが最近の日課になっています。

疲れている時にはついつい眠くなってきて「先生、少し横にならせてください……」とお願いするのですが、娘は非情にも「だめです。ちゃんと坐ってお勉強しなさい」と嬉しそうに厳しい先生役を楽しんでいます。

私はプレイセラピーを創始したメラニー・クラインのことを思い出して「ああ、もしかしたらこんなふうにして遊戯療法が生まれてきたのかなぁ……」と思いながら、眠たい自分に鞭打って、娘がお直ししてくれた線をなぞり頑張ります。

学校に通い始めた娘とのやり取りを振り返りながら、スピリチュアリティとケアについて考えてみたいと思います。

よい子を演じるのはなぜか

小学校の給食試食会で、娘の横に坐って一緒に給食を食べた時のことです。家では好き嫌いが激しく、食事のお行儀もあまりいいとは言えないのですが、私はあえて何も言わず、できる限り好き勝手にさせるようにしています。

母親が時々注意していますので、それで十分だと思うのです。親の心配や欲望から強制的に食べさせてしまうと、将来の摂食障害の種まきをしてしまうので、そのことを妻にも説明して、あまり強制しないようにしているのです。

できるだけ「何が食べたい？」と聞いて、それに合わせて一日全体、一週間単位の視点からバランスを心がけて、あまり「正しい食事」や「お行儀よく」にこだわりすぎないように心がけています。それはあくまで大人の視点ですから。

ところが、学校の給食では嫌いなはずのお野菜も全部きれいに食べて、先生が、「サラダが少し残っていますが、誰か食べる人はいませんか？」と聞くと、手を挙げてお代わりまでします。さらに驚いたことには、噛んでいる時には手をしっかりと組んで、とてもお行儀がよいのです。母親から小言を言われて悪態をついている姿がまるで嘘のように模範生を演じています。

少なくとも私には演じているように見えてしまい、いつもの家庭での様子が思い出されてきて、思わず吹き出してしまいそうになるのを抑えるのに苦労してしまいました。そして、「ああ、家で自由にふるまわせてあげるように心がけておいてよかったなぁ」と一安心しました。

家で自由に悪態をつきながら本音を生きられるような環境があるからこそ、それがエネルギー源となって学校生活では模範的なよい子を演じる力が湧いてきているのだと思います。

こうして、教師と生徒という権威的な関係性の中でよい子を演じた時の葛藤について、自分なりに整理して落としどころを探し出すための模索の時間が、私との「ひらがな遊び」になっているのではないかと思うのです。

悲劇的でもトラウマにならないために

私たちの中には「ホンネとタテマエ」に象徴されるように、いろいろな部分がありま す。そのすべてが自分の一部なのですが、「私」という立場の作られ方によって、「ないもの」として押し込めておかなければならない部分も出てきます。

そこに辛すぎる体験が加わって「無力感」と「孤立感」に圧倒されてしまうようなことがあると、その一部が一つの人格として別世界を作り出して住み分けることによって、その辛さを何とか処理しようともがき始めます。解離性人格障害、俗にいう多重人格が生まれてゆく流れです。

同じような辛い体験をしても、寄り添って支えてくれる人や相談できる人がいてくれると、「何とかなる」と思えて、悲劇的ではあってもトラウマにならずに、人生の一部として受けとめて生き抜いてゆけるようになります。

遊び相手としての親の心得

娘は、先生役をして権威を使い、私を指導したり褒めたりすることで生徒として感じたことを中和して、日常の人間関係の中で使いこなせる体験として理解し、受容しようと頑張っているのではないかと思います。

遊びの端々で、担任の先生の癖や生徒に注意しながら自分でもやってしまっている盲点などについて話してくれます。鋭い観察眼です。そんなことを一緒に笑い、驚き、楽しみながら、できるだけ生徒役として先生の言うことに従いながらも、ちょっとだけ自分のホンネに従って「言うことを聞かない〝よくない子〟」を演じるのも忘れないようにして、先生の言う通りにしなくていい場合もあるんだというメッセージを伝えるのが、私なりの遊び相手としての心得です。

スピリチュアリティの持つ俯瞰的な視点は、遊びの中でこうした楽しみと癒しと成長への可能性を開いてくれるものなのです。

28

親子の風邪から学んだ無我の教え

育成会の役員を担当することになり、小正月の獅子舞いで子どもたちと八十軒ほどの家々を回りました。懇親会を終えて家に帰ると、息子は倒れるように寝てしまい、そのまま発熱してしまいました。

幸い翌日には解熱してインフルエンザの検査は陰性だったのですが、それをきっかけに娘、妻、私という順番で発熱や全身倦怠、頭痛、疼痛、腹痛、食欲不振などの症状が次々と展開して、それぞれのペースで風邪の症状をひと通り経験することになりました。

そして、子どもたちが「やっといつもの家族に戻ってきたみたいだね」と言うまでには二週間ほどかかりました。

私も身体のいろいろな部分が次々と痛み出し、その部分と痛みとの関係にそれぞれ思い当たることがありました。症状が全身を巡ってゆく様子をじっくりと味わいながら、整体師の野口晴哉が『風邪の効用』という著作で、「風邪は身体の大掃除だ」と述べていたことを思い出しました。風邪から回復した後の身体は、それまでの歪みから解放されていることが多いことから思いついたのだそうです。

家族全員で体験した風邪の風景についてスピリチュアリティの視点から考えてみたいと思います。

無我観察の目的と実践

ブッダは『初転法輪経《しょてんぼうりんきょう》』で中道《ちゅうどう》と四聖諦《ししょうたい》について最初の説法をして、五人の弟子たちに「生じたものはすべて滅すること」を理解する「法眼《ほうげん》」が開け、預流《よる》と呼ばれる最初の解脱の段階に入ったことを確認した後で、『無我相経《むがそうきょう》』を説きました。すべてのものごとが移り変わることを深く悟ったうえで、そのものごとが「私」の思い通りにはなってくれないことを深く洞察し受容することができるように、生命現象の観察を促したのです。

「比丘たちよ、もしこの身体が我であるならば、この身体は病気にはならないだろうし、私の身体はこうなれ、私の身体はこうなるなと命じることができるであろう。身体は無我である。だから、身体は病気にもなるし、私の身体はこうなれ、私の身体はこうなるなと命じることはできないのだ」（筆者訳）

ブッダが無我に関する教えの中で説いたことは、「我」が有るか無いかということではなく、私たちの心身が「私」の思い通りになるものかどうかという問題だったのです。「すべてのものごとを自分の思い通りにしたい」というのは、ナルシシズムと呼ばれる自己愛の中核にある衝動です。

人生最初の一年間のテーマは、授乳などの育児によってその自己愛をほどよく満たしてあげることで基本的安心感を育めるように支援することです。離乳を境として、その後の育児では「人生は思うようにならないこともあるけれど大丈夫、何とかやっていける」という思いが育めるように応援してあげることが重要な課題になります。こうして現実受容という課題は一生をかけた作業になってゆきます。

こうした視点からすると、風邪を引いた時は、無我の教えを味わいながら生命の現実を理解し受容できるように学ぶためのチャンスになりうるものです。

苦しみを受けとめる力

最近のわが家では身体の構造についてＤＶＤ付きの図鑑やネット番組などを見ながら、免疫システムという防衛軍が細菌やウィルスたちと戦いながら傷を治したり、病気から身体を守ったりしてくれることについて学ぶ機会がありました。子どもたちにも分かりやすいように工夫が凝らされており感心してしまいました。

そんなこともあってか、子どもたちは発熱や身体の不調を体験しながらも、ふと「いま身体がウィルスと闘ってくれているんだねぇ……」などとつぶやくことがあり、私は思わず「そうだね、がんばろうね」と子どもに尊敬の念を抱いてしまいました。苦しさの中で子どもなりに精一杯「いま何が起こっているのか？」について自分なりに把握しようと努めているのです。そうして意味を見いだしてゆくことが、苦しみを受けとめて生き抜いてゆくスピリチュアルな力を養ってくれるからです。

私という幻を使いこなすために

私たちの身体は膨大な数の細胞から作られていて、意識の及ばないところで多くのシステムが複雑に絡まりあいながら一つのまとまりを維持しようと働いています。私たちはそれを自分のものだと思い込んでいますが、それは「私」の思い通りになる所有物ではありません。ある一定の範囲内で、「自分の思い通りになる」という思い込みが許されているにすぎないのです。

「私」という観念は幻ですが、毎日を安心して生きるためには必要な幻です。

スピリチュアリティとは、その私という幻の使い方を学ぶことで命への愛おしさが湧き出してくることに関するものなのです。

29 あいまいな喪失を乗り越えるケア

「さよなら」が言えない別れ

二〇一二年十二月に「あいまいな喪失」の研究・治療の第一人者であるアメリカのポーリン・ボス博士が来日し、福島と仙台で研修会を開きました。そこで教えていただいたことを中心に、複雑な悲しみへの寄り添い方を考えてみたいと思います。

東日本大震災の津波では、いまだに三千名弱の行方不明者がいます。こうした場合のように、はっきりしないまま長引き、解決することも終結することもない喪失をあいまいな喪失と呼びます。あいまいな喪失のうちで、身体的には不在になってしまったのに「さよなら」が言えず、心理的にはまだ存在している状況が第一のタイプとされます。失踪や誘拐、家や故郷の喪失、隣近所や共同体の喪失、移民などでふるさとを失うこと、放射能汚染で避難を余儀なくされ別々になってしまった場合にも同じような状況が発生します。

あいまいな喪失の第二のタイプは、身体的にはまだ存在しているのに心理的には不在になってしまった状態です。認知症、家庭内別居や不倫、ワーカホリックや薬物やアルコールなどへの依存症、抑うつ、頭部外傷、自閉症などによってもこうした状況が展開します。

あいまいな喪失はそれ自体が複雑であるために、必然的に喪失の悲しみが複雑化して、動きが取れなくなり、多くは長期化します。通常の死別とは異なり、喪失が公的に認められることがないためです。

悲しみが複雑化してしまうのは、人々のせいではなく、その喪失の状況が異常だからであるということを確認することが大切です。

喪失のあいまいさは人間関係を固定化し、自由に動けなくしてしまいます。そのため、家族のなかで何かの意思決定をしなければならない時に混乱が生じやすくなります。私たちの脳はあいまいさを嫌い、安心を求めて明確な答えを探そうとするために緊張が増すからです。現実に得られない答えを見つけようとして、夢を見ることが多くなります。祝い事や儀式などが中断されやすく、コミュニティから距離をとるようになります。

こうして悲しみは凍結され、未解決なまま、なんとはない生きにくさとして次の世代へと引き継がれていくのです。

自分は誰なのかを気づきなおすために

あいまいな喪失に向かいあってゆく上で重要なポイントは、あれかこれかの二者一択を迫られるような場面で、「あれでもあり、これでもある」という視点を育んでゆくことです。

一、あの人はいなくなってしまったけれど、今ここにいる。

一、私は、あの人も自分自身も大切にする道を見つけ出すことができる。

一、家族のことを心配するのと同時に自分自身の健康にも気を配る。
一、いつまでも終わりが見えないようで不安でもあるが、新しい関係や興味あるものに心を向けて前を向いて一歩を踏み出す勇気がもてる。
一、以前の希望や夢を失ったことは悲しいが、新たな希望や夢が持てることは幸せだ。

こうした視点転換能力を、家族や友人たちとのやり取りのなかで一種のユーモア・ゲームのようにして培っていけるとよいのではないかと思います。

あいまいな喪失を契機に、家族の中での役割、日課、儀式などを振り返ってみることも役立ちます。それは、「自分は誰なのか」に気づきなおすことにつながります。アイデンティティが再構築されると、実際に血のつながりのない人々とも、役割や行動や儀式などを通して、こころの家族として触れあうことが可能になってゆきます。

こうして自分自身や家族に関する見方が柔軟になってゆくにつれて、罪悪感や恥や怒りの気持ちをありのままに受けとめて、必要以上に自分を責めたり、他を攻撃してしまう衝動が治まってきます。

悲しみを成長と変革への機会にする

大きな衝撃を受けても柔軟に対応して生命のバランスを回復してゆく力をレジリエンスと呼びます。自然治癒力ともつながる視点であり、困難の中から絶えず再生し成長してゆく力とプラスの感情を伴ったいのちの健康を担う機能です。

自分を大切に思えること、宗教やスピリチュアルな拠りどころを持っていること、決めつけずにありのままを見つめること、近くで共感的に見守ってくれる他者の存在が重要な因子となります。

無常、空、無我、中道、そして縁起などの教えは、私たちに内在するレジリエンスを呼び覚ますために機能します。多くの自然災害を乗り越えてきた私たちの先祖たちは、仏教の教えを拠りどころにして、悲しみを成長と変革への機会に変容して命をつないできてくれたに違いありません。

第4章

後悔しない看取りの仕方

30 末期患者を見守るケアワーカーの心得

「息子のためにまだ死ねない」

Yさんは三十代後半の男性です。同い歳の妻と八歳になる息子さんの三人家族です。末期がんの告知を受けてホスピスに入院してきたのですが、どうしても現実が受けとめきれない様子で、「息子のために自分はまだ死ねない。父親として頑張らなくてはならない」と繰り返すばかりでした。

ある日のこと、担当看護師のKさんがYさんの子ども時代のことに話題を向けてみると、Ｙさん自身が思春期の頃に父親を亡くしていることが分かりました。

Ｋさんはカンファランスでその話題を取り上げて、スピリチュアルケアワーカー（以下ケアワーカーと略）にチームに加わってもらい、Ｙさんが父親を亡くした頃の気持ちについてじっくりと話のできる環境を提供してみてはどうかと提案しました。ケア・チームはＹさんの了解を取った上で、ケアワーカーに入ってもらうことにしました。

Ｙさんはケアワーカーとの対話の中で、思春期の頃に父親が突然に亡くなってしまったことでやりたかったことができなくなり、父親の代わりに家を支えなければならないという精神的な重圧を背負って生きてきたことを語りました。そして、「親父《おやじ》、なんで死んでしまったんだよ」と恨みたい気持ちを抑えて、自分の夢を犠牲にしながら精一杯頑張って母親や兄弟のことを気遣って生きてきたことがあらためて思い出されました。

ケアワーカーが、「恨みたい気持ちを抑えて、家族のために頑張ってこられたのですね。亡くなったお父さんは、きっとＹさんのそんな気持ちを全部受けとめて『すまないなぁ』と思いつつ許して見守ってくださっていたのではないかと思いますよ」と声をかけました。すると、Ｙさんは「そうですかねぇ……」と言いながら、はらはらと涙をこぼして泣きました。

その面接以降、Yさんの様子が次第に変化して、自らの命に限りのあることを認め、奥さんや息子さんとホンネで話ができるようになってゆきました。

悲嘆における怒りの反転

Yさんの場合、自分を残して死んでいった父親に対する悲しみが未解決のまま残っていました。そして、その未解決の悲嘆の中には、父親が生きていてくれたならば挑戦したかった自分の夢をあきらめなければならなかったことによる恨みの気持ちが隠されていました。抑圧された父親への恨みは、自らに反転して自責の念を生み無意識的な罪悪感となって潜在してきました。そして、今度は自分が息子を残して死んでいかなければならない立場に立った時、そうした複雑な思いが息子に投影されて、「このまま息子を残して死んでしまったならば、息子は（かつての自分がそうであったように）私のことを恨みながら頑張らざるを得ない状況に陥ってしまうに違いない……」と思い込んでしまっていたのです。

これまで封じ込められていた恨みや罪悪感をケアワーカーに話して、そのままの自分を受けとめてもらうことができた時、Ｙさんにはお父さんを大好きだった気持ちがありありと蘇ってきたのです。

すると不思議なことに、自分の死が息子に恨みを残すのではないかという無意識的な不安が解消し、「息子のために自分は死ねない、父親として頑張らなければならない」という、現実を否認するタテマエが崩れていったのです。

隠されているものへの心配り

スピリチュアルケアでは、こうした未解決な悲しみの中に隠された怒りや罪悪感などが複雑に絡みあった感情複合体に出会うことが少なくありません。それらは目の前の現実を認める苦しみから身を守る防衛反応としての否認や拒絶として現れてきたり、家族やケアスタッフとの大小さまざまなトラブルとして現れてきたりします。見方を変えると、それらは一種のＳＯＳのサインのようなものかもしれません。

こうした状況をありのままに見つめ、純粋な注意を向け続けていると、臨床現場における直感が働くようになり、そうしたトラブルの背景に潜んでいる未消化の問題が醸し出す雰囲気のようなものを察することができるようになるものです。

しかし、そうした直感を大切にしながらも、直接的に指摘したり詮索したりせずに、あくまで患者本人が自らその問題について語り出せる時が来るまで、いろいろな環境整備をしながら温かく見守ることがスピリチュアルケアの基本です。たとえその直感が正しいものであったとしても、その使い方を学ぶ必要があるのです。あくまでも患者のプロセスを尊重することが原則です。

スピリチュアルケアの基礎トレーニングは、そうした直感や宗教的教義や儀礼などを乱用したり、相手に押し付けたりすることがないように自らをしっかり見守ることから出発します。

31 「愛しているよ」が言えなかった

気持ちを素直に表現できない世代

Ｔさんは四十代後半の男性です。奥さんは末期がんの告知を受けて緩和ケア病棟に入院しました。Ｔさんは毎日病棟に見舞いに行くのですが、だれかれとなく看護師たちに「妻は、大丈夫ですよね」と尋ねるのでした。すでに告知はしてありますし、どういう意味で「大丈夫ですよね」と尋ねてくるのか看護師たちも返事に困っていました。

ある日、奥さんのバイタルサインが落ちて、いよいよという時が迫ってきました。す

るとTさんは奥さんの手を握り、

「俺は、お前と結婚してよかったよ。お前のことが大好きだったよ。ありがとう。ずっとお前のことを愛しているよ。今度生まれ変わったとしても、きっとお前と結婚するから、あの世で待っていてくれよな」と言いながら、臨終までの時間を奥さんの手を握って涙ながらに話しかけながら過ごしました。

「妻は、大丈夫ですよね」という問いかけは、奥さんに「愛しているよ」と直接うまく言えないことの裏返しだったらしいのです。それは「伝えたいけれど素直に言えないでいるメッセージを伝える時間がまだ残っていますよね。どうしたらいいのかなぁ……」という戸惑いの表現でもあったのでしょう。

「愛しているよ」や「ありがとう」をうまく言えなかったのは、Tさんだけではなく、亡くなった奥さんの側にも伝え残しがあったのかもしれません。

臨床現場では、お互いの気持ちを素直に表現してやり取りできないこうした不器用さのようなものを感じることが少なくありません。

「愛しているよ」という気持ちを言葉にして伝えあうことに関しては世代の問題もある

でしょう。五十代以上の夫婦では恥ずかしさや照れくささが邪魔してなかなかうまく表現することができないようです。しかし、二十代くらいの若いカップルや親子では、こうした気持ちをさらりと言葉にしてコミュニケーションしやすくなってきているように思われます。男性の家事や育児への参加が積極的になるほどコミュニケーションのあり方も変化してゆくようです。

自分にできる自然な対応をすればよい

さて、Ｔさん夫婦のような状況に出くわした時、「Ｔさんは、奥さんのこと、本当に大好きみたいですねぇ」などと助け舟を出すことも可能でしょう、しかし、その気持ちを察しながらただ黙って見守っていることにも大きな価値があります。魂（存在の深い精神構造）には、ありのままにしっかりと受けとめられ、見守られることによって自然と次のステップに向かって動き出す傾向があるからです。

実際、こうした状況では「どうしたらいいのですか」と看護師さんたちから質問を受けることもありますが、絶対にこうした方がよいというマニュアルはないと思います。

その場にいて、自分が感じていることをしっかりと受けとめた上で、自分にできる自然な対応をすればよいのです。そして、その後に続くプロセスの流れをしっかりと見とどけます。瞬間をつかまえて無理をしないことが大切です。

たとえ、その場で何も言えなくて見守っているだけであっても、そうした伝えきれない戸惑いの背後にある思いやりにしっかりと注意を向けていると、不思議とまた別な機会が巡ってくるものです。

たとえば、ホスピスの遺族会のような集まりで再会した時などに「あの時、Tさんが奥様を思っていらっしゃる気持ちがジーンと伝わってきましたよ」と語りあうことができれば、Tさんの悲嘆の仕事が深いところから支援されます。そして、奥さんを亡くした新しい人生の中で自分の気持ちを先のばしすることなく、しっかりと伝えていこうという心構えを育むことができることでしょう。

看護師にとって人を看取るということ

また、こうした機会を持てることは患者を看取る医療スタッフの心のケアにもつながってゆきます。人を看取るということは、感情的に大きな負担を強いられるものです。

ああすればよかった、こうすればよかったという思いなしではやってゆけません。患者や家族の心の痛みをそのまま引き受けてしまい、疲れ果ててしまう看護師も少なくありません。

遺族が悲嘆の過程を歩んでゆくために寄り添いと見守りの環境を必要とするのと同様に、医療関係者にも患者を看取りその家族を見守ることの心労に対する心のケアが必要とされます。

そのためにも、病院で遺族会のような集まりを持つような取り組みがもっと進められてもよいのではないかと思います。

こうした触れあいの中で、Ｔさんの戸惑いを見守ったスタッフたちの心の中にも「愛しているよ、大好きだよ、大切に思っているよ」といったメッセージを自分自身の家族との生活の中で素直に言葉にできる心が自然と芽生えてゆくのではないかと思います。

32

昏睡状態になってやっと言えた言葉

約束を破らせたのは魂の会話のためだった

Aさん（五十代後半の女性）は医療従事者で、先ごろ八十代の母親を看取りました。母親は生前から「自分に何かがあった時、延命治療はしないでほしい」という約束をAさんと交わしていました。

ところが、実際に母親が倒れた時、Aさんは延命治療をしないという約束を覚えてはいたのですが、とっさの判断で延命治療をする選択をしてしまいました。それから四日間ほどして、母親は意識が戻らないまま亡くなりました。

Ａさんは、一連の葬送儀礼がひと段落してから、なぜ自分は延命治療をしないという母親との約束を守らなかったのか、母親を裏切ってしまったのではないか、母親はあの世で怒っていたり悲しんでいたりしないかなどと思い悩むようになりました。

延命治療を選択してしまったことに対する後悔が募ってきたＡさんは、ある日、ケアワーカーに相談してみることにしました。

ケアワーカーは、Ａさんの説明に深く耳を傾けた後で、意識が戻らずに昏睡状態のまま過ごした四日の間にどんなことが起こっていたのかについて、思い出すままに話してくれるように促しました。

Ａさんは、昏睡状態の母親の手を握りながら、元気だった時と同じように手は温かいのに話しかけても答えてくれない母親の存在に何か不思議な感じがしたそうです。それでもそばにいて話しかけ続けているうちに、ふと「お母さん、生んでくれてありがとうね。いろいろあったけど私はお母さんの子どもに生まれてきて本当によかったよ」という言葉が口をついて出てきました。すると、思わず涙がどっとあふれ出てきたそうです。

そのようなことをとつとつと話しました。

ケアワーカーが、「もしお母さんが元気なうちに、その言葉をお母さんに伝えたとしたらどうだったと思いますか？」と質問してみると、Aさんは急に、はにかみながら、「やだぁ、そんな……、お母さんはけっこう勝気な人だったたし、私もはねっかえりだったりしたものだから、そんなこと言ったら、きっと母は『あんた、なんで急にそんなこと言うのよ』とはぐらかしてしまったでしょうし、私も、気恥ずかしくて、面と向かってそんなこと言えなかったと思います……」と答えながら泣き笑いしました。

ケアワーカーはAさんの呼吸が整うのを見届けて「そうですかぁ……、でもね、お母さんはきっとAさんの『生んでくれてありがとう。お母さんの子どもに生まれて本当によかったよ』という言葉を聞き届けてくれたのではないかと思います。昏睡状態で言葉は返せなかったかもしれないけれど、お母さんの魂は『私もあんたを授かって、本当に嬉しかったよ』と答えてくれていたのではないかと思います。意識があるうちにはお互い照れくさくて交わせなかったそうした魂の会話をするために、きっとAさんの無意識が延命治療をするという選択をされたのではないかと思います」と所感を伝えました。

すると、Ａさんは、「そうですかねぇ」と言って泣き崩れました。

その面談以降、Ａさんの気持ちはすっきりと落ち着いていって、母親とのよい思い出をいろいろと語れるようになってゆきました。

感謝の気持ちにたどり着くまでに

親子という最も深く親密な関係性の中では、愛情だけではなく、怒りや相手を無きものにしてしまいたいという破壊衝動などの複雑な感情が絡まりあって存在しています。

親密さとは、たとえぶつかりあって喧嘩して傷つけあってしまったとしても、後でちゃんと仲直りできるという安心感に基づいた思いやりの関係性をいうのだと思います。

こうした親密な関係性の中で魂が伝えあいたい究極的なメッセージが「生んでくれてありがとう」「生まれてきてくれてありがとう」という感謝の気持ちなのではないかと思います。紆余曲折の末、その感謝の気持ちにたどり着いて、お互いに伝えあうことがいのちの絆で結ばれてゆくことの意味なのです。

しかし、そうした「ありがとう」の気持ちを伝えあうことや、あるいは自分自身でその気持ちを認めることは、なんとなく照れくさくて恥ずかしいものでもあります。それは、本当の自分に触れあうことへの抵抗なのです。

形にすることはできない触れあい

本当の自分に出会う体験とは、そうした恥ずかしさや照れくささという抵抗の壁をうまく通過して、「ありがとう」や「大好きだよ」という気持ちをお互いに認めあい、伝えあった時の温かい涙にあふれた実感です。

魂とか本当の自己というのは、それを言葉にしたとたんに少しずれて嘘になってしまうような実体験や実感そのものです。

形にすることはできないけれど、それに触れて知っていることで、人生の苦境に出合った時に何とかやり遂げてゆくことのできる元気や勇気や自信の源になってくれるものなのです。

33 妻子のことより仕事ばかりしてきた人へのケア

Sさんは六十代前半の男性でした。企業戦士として勤め上げ、退職を間近にした頃にがんの告知を受けました。一人娘がいましたが、家事や育児は奥さんに任せきりで、娘さんとも思春期の頃からはゆっくり向かいあって話したことはありませんでした。

娘さんは、母親から父親への愚痴をさんざん聞かされて、「お父さんは仕事ばかりで、私たちのことなんかちっともかまってはくれない自分勝手な人だ」という思いを抱えるようになり、三十代になってもアルバイトで食いつなぎながら大好きな夢を追い求め続けており、父親のSさんが話しかけても反抗的に食ってかかることが少なくありませんでした。

傾聴ボランティアが促したこと

Sさんは、ホスピスに入院してから看護師や傾聴ボランティアたちとの会話の中でこれまでの人生を回想する時間を多く持つようになりました。会社の仕事やそれに伴うお付きあいを優先して、奥さんや娘さんとの時間を大切にしてこなかったことが悔やまれました。傾聴ボランティアの中に助産師学校の学生がいて、赤ちゃんの話題から娘さんが生まれた頃のことを詳しく思い出したのがきっかけとなったようです。

奥さんに対しては、何とかその後悔の念と、これまで家事や子育てを一人で担ってきてくれたことに対しての感謝の気持ちを「ありがとう」という言葉にして伝えることができました。

しかし、娘さんとは、お見舞いに来てくれてもどう話をしたらいいのか分からず、お互いに気まずい雰囲気になってしまい、すぐに帰ってしまうことが多く、それがSさんの心痛になっている様子でした。

ケア・チームはカンファランスの中でSさんのこうした状況を確認して、最近のSさんと奥さんのやり取りやSさんの心境の変化について、奥さんから娘さんに話すことを促してみることが相談されました。

奥さんも、Sさんから「ありがとう」という言葉を受け取ってみると、まだ娘が小さかった頃に夫の悪口をさんざん聞かせてしまったことに対する罪悪感のような気持ちが湧き始めてきていたところでした。

ちょうどその時、Sさんは口では言えない娘への気持ちを手紙にしたためていました。

翌週、Sさんは見舞いに来てくれた娘さんにその手紙を手渡して読んでもらいました。

母親からも父親の気持ちの変化を伝え聞いていた娘さんは、その手紙を読みながら心の中のシコリが溶け始めた様子でした。

娘さんが手紙を読み終えてしばらく沈黙が続いた後、Sさんは、娘さんが生まれた時にどんなに嬉しかったか、初めて「パパ」と呼ばれた時には天にも舞い上がりそうだったことなどを自分の言葉にして娘さんに伝えました。

そして、「自分のやりたいことを見つけ出して、その道を歩み続けているお前の生き方を、お父さんは羨ましく誇りに思うよ」と、声を詰まらせながら、伝えることができました。

それからは娘さんの見舞いの頻度も増えて、家族三人で水入らずの何気ない語らいをすることができるようになってゆきました。そして娘さんは、今付きあっている好きな男性がいること、でも結婚して家庭を持ったり子どもを産み育てたりすることに関してはまだ思い切れないでいることなど、心を開いて両親に話してくれるようになりました。

Sさんにとってはこうした時間が何よりの癒しとなり、奥さんにとっても心のつかえが取れたようで、ホッとした時間が流れたようです。

家事や育児を省みなかった企業戦士への導き

終末期におけるスピリチュアルケアの現場に身を置いてみると、そこには「時代の抱えるテーマ」とでもいえるようなものがあるのではないかと思えてくることがあります。Sさんの家族の事例もその代表的なものの一つです。

敗戦後の日本では、物質的な再興のために男性は企業戦士となり、家事や育児を省みないで働くことが男らしさであるような錯覚を抱いていた時期が続いたのではないかと思われます。

戦争によるトラウマの痛みを見つめるよりも、物質的な繁栄を目指して頑張るほうが歩みやすかったのかもしれません。

こうした状況下で、核家族の中で家事や育児を背負い込まされた母親たちの不平や不満のはけ口が子どもに向かってしまうことは自然な流れだったのかもしれません。子どもは、両親の間でうまくコミュニケーションされない感情的不和のつけを知らず知らずに背負い込んで生きるようになるものです。

この事例のもう一つの特徴は、ケア・チームが患者と家族の抱える問題をしっかりと見守っていることによって、患者やその家族たちの魂が自然に動きだして、未解決の仕事をやり遂げてしまったことです。

「シンクロニシティ」と呼ばれる偶然の一致は、こうした見守りの器の中での魂の響きあいによって生まれる一瞬の煌めきなのです。

34
家族の呪文を解いて自分を取り戻すために

小さな頃にかけられた呪文

小さな頃に「お前が男の子だったらよかったのに」と言われたり「あなたは武家の家柄を継ぐ娘なのだから」と言われたりして、無意識的に呪文にかけられてしまうことがあります。そうして精一杯頑張って生きてきた女性たちがホスピスに入院したことをきっかけに、自分自身の女性性や女の子らしさを取り戻し、自分自身にも他人にも優しくなれたというケースがあります。これは、そうしたいわば呪文が解ける時のお話です。

「男の子だったらよかったのに」

Ｓさんは六十代後半の女性で、ホスピスで人生の最期を過ごそうと入院してきました。職場で知り合った夫と家庭を持ち、二人の子どもを育て上げた後で再び職場に戻り、定年まで勤め上げた頑張り屋さんで、三人のお孫さんがいました。

そのホスピスには、傾聴ボランティアが患者に人生を回想してもらうプログラムがありました。Ｓさんはこのプログラムに参加を希望し、小さな頃に両親や祖父母から「お前が男の子だったらよかったのに」と何回も言われて育ったことを思い出しました。

ボーイッシュな髪型でさっぱりとした性格のＳさんでしたが、そうした思い出をよく味わってみるうちに、「私、もう少し女の子らしく生きることを自分に許してあげることができたら、人生が少し変わっていたかしらねぇ」と見舞いに来た娘さんたちに話すことがありました。

その話を傍らで聴いていた看護師は「今からでも遅くはありませんよ。Ｓさんがもっと自分の女の子らしさを生き生きと感じることができるように、カーテンやベッドカバーの柄を変えてみたり、コップやお皿を選びなおしてみたり、人形やお花を置いてみたり、旦那さんと特別な時間の過ごし方を考えてみたりすることなど、一緒に考えてみませんか？」と提案してみました。

看護チームと家族との協力と見守りの中で、Sさんは愛用のカップに花柄の一点を加え、小さな野の花を愛で、夫と二人でそっと寄り添い、手をつなぎながら海辺で夕日を眺めるなどというアイデアを試してゆきました。

こうしてSさんが自分の女性性とつながりなおしてゆくうちに、なんとはない、しとやかさのようなものが感じられるようになりました。

夫に見守られて亡くなった時、Sさんの髪の毛は肩まで伸びていました。少し遅れてきた孫娘が無邪気に「おばあちゃん、あのお人形さんが眠っているみたいだね」とSさんの頬を撫でるのを見て、家族とスタッフたちの目が潤みました。

「武家の家柄を継ぐ娘なのだから」

緩和ケア病棟に入院してきた七十代の女性Nさんは、物の置き場所や取り扱い方など、こまごまとした点について家族や看護師たちに注文の多い人でした。その厳しさに、看護師たちの中には苦手意識を抱いてしまう人も出てきました。

ある時、ボランティアの看護学生がやってきてNさんとしばらく話をしてゆきました。その学生は、以前に「小さな頃に呼ばれていた名前」を使って人生の振り返りをした体験を思い出して、Nさんに「小さな頃になんと呼ばれていましたか？」と尋ねてみました。するとNさんは、小さな頃に呼ばれていた名前の息づかいをきっかけに、武家の生まれだった厳しい祖母から「あなたは武士の家柄を継ぐ娘なのだから何事もきちんとやりなさい」と厳しくしつけられたことを思い出しました。他の子どもたちと一緒にはしゃいで遊びまわっていた時に祖母に捕まえられて叱られ、悔しくて隠れて涙を流したこともありました。

孫のような看護学生にそうした辛かった思いを涙交じりに話してくれたのです。

ボランティアの学生は、その印象深い話のあらましをボランティア・ノートに書き残しました。

たまたまそれを読んだNさんの担当看護師は、Nさんがどうしてあれほどまでに几帳面で厳しいのかがよく理解できたような気がして、Nさんの神経質さが許せるように思えました。

また、チーム・カンファランスでNさんの生まれ育ちにおける辛かった体験が共有されると、病棟のチーム全体にもNさんの神経質なまでの几帳面さに対応するためのゆとりが生まれ、Nさんの思い出話に耳を傾けるスタッフも出てきました。

そうするうちに、Nさんの方から「私って、なんでこんなに細かなことにこだわるんでしょうねぇ」と話すようになり、「子どもや孫たちにも厳しすぎたかもしれないわ」と漏らすこともありました。

そんなNさんの言葉や変化の様子をご家族に伝えると、「おばあちゃんも辛かったんだね。確かに厳しかったけど、そのおかげで社会に出て助かったこともあるんですよ」という言葉が返ってきました。

こうして、Nさんは自分の厳しさの背景にあるものに気づき、普通の人間としての自分を許し、家族たちとも許しあい、感謝しあう時を過ごすことができました。

35 余命告知を受けた男性の死の不安へのケア

「男の子だから泣いちゃだめだよ」と言われて育ったその男性は、末期がんの告知を受けた時、その不安にどのように対処したらよいのか分かりませんでした。

そこで、男性がかけられやすい呪文が解ける時のことについて紹介します。

Mさんは教師として働き、定年退職を迎える直前に末期がんの告知を受けました。国語を教えながら生徒指導に情熱を傾け、趣味で『万葉集』などの研究をしていました。実直で、何事も理論的に計画してコツコツと積み上げる人生を歩んできました。一人娘は希望していた職業について自立しており、奥さんとの二人暮らしをしていました。

告知を受けたMさんは、代替療法に積極的に取り組んだり、家族三人で旅行したりしながら思い出作りをしていました。

しかし、体力が衰えてきて家で過ごす時間が多くなるにつれて寡黙になり、奥さんもどうしてよいか分からず、在宅ホスピス医の紹介でケアワーカーが訪問することになりました。

「子どもに返って泣けたら楽になるかも」

ケアワーカーが訪問すると、Mさんはいきなり、「スピリチュアルケアってどんなことをするんですか？　あなたはどうしてスピリチュアルケアをするようになったのですか？」という問いを投げかけてきました。

ケアワーカーは、小さな頃に可愛がってくれた祖父が死んだ時に十分看取ることができず「ありがとう」や「さよなら」を伝えた記憶がないこと、その空白体験を埋めるために他人の看取りや死別の悲しみのケアなどにかかわるようになったのかもしれないと思うことなど、自分自身の体験を正直に話しました。

するとMさんは、「私も死についていろいろと勉強はしてみたんですよ。キューブラー・ロスの『死ぬ瞬間』とか読んで、死の受容への五段階説とか、頭では分かっているんですよ。でもね、実際に死への不安が出てくると、どうしていいのか分からず、子どもじゃないし、泣くわけにもいかないし、頭だけじゃだめなんだ……」と、思いを語り出しました。

ケアワーカーは、「不安が出てきた時に泣くわけにもいかず、どうしていいのか分からないんですね」と受けとめながら、

「でも、子どもに返って泣けたら、楽になるかもしれない、というような感じでしょうか？」と尋ねてみました。

Mさんはしばらくうつむいて目を閉じながら、

「子どもの頃にね、母からよく『男の子なんだからめそめそ泣いたらいけないよ。しっかりしなさい、Mちゃん』とよく言われたんですよ。本当は『わ〜ん、おかあさ〜ん』って、抱っこしてもらって思いきり泣きたかったのかなぁ」と言葉をつむぎだしました。

「そうですか、思いきり泣きたかったのかもしれませんねぇ……」と一呼吸おいて、ケアワーカーはMさんに思いきった提案をしてみました。

「死への不安が湧き上がってきた時には、奥さんの手をとって『俺、死ぬのが恐くて不安なんだよ……』と打ち明けて泣いてもいいし、ただ黙って奥さんに膝枕してもらうだけでも、何かが溶けて楽になるかもしれませんよ」と。

そして、奥さんに対しては、そんな時には誰でも正解のようなものはないこと、安易に励ましたりするのではなく、ただその不安を一緒に抱きしめるように、共に時間を過ごすことが大切なことをお願いしました。

本当の自分に出会いなおすこと

この訪問から一カ月ほどしてMさんは亡くなりました。

その後、奥さんからの希望があって、グリーフケアのカウンセリングが月一回のペースで半年ほど続けられました。

奥さんの話によると、面談からしばらくして、奥さんはMさんから「ちょっと不安だから膝枕でヨシヨシしてくれないか」とお願いされたそうです。奥さんはどうしたらいいのか分からず戸惑いながら、膝枕して手を握りながら涙を流す夫をそっと撫でてあげるのが精一杯だったそうです。強がっていた男の子が本音を漏らして甘えるのを抱っこしているような気がする反面、なんと声をかけてあげたらいいのか分からず、これでいいのかという不安も残ったようです。

ケアワーカーが、以前にも話したことを繰り返しながら、「それでよかったのだと思いますよ」と確認すると、奥さんもホッとしたようで、涙を浮かべました。

Mさんが研究していた『万葉集』などの古典に登場する古の男性たちは結構おおらかに自分の気持ちを表現し、涙を流し大声を出して泣いたりしたようです。もしかしたら、Mさんの古典研究という趣味の裏側には自分の感情を自由に表出して受けとめあうというテーマが隠されていたのかもしれません。

奥さんの膝枕で涙を流すことができた時、もしかしたらMさんは「男の子は泣いたらいけない」という呪文が解けるのを体験していたのかもしれません。そうであるとすれば、それはきっと本当の自分に出会いなおす瞬間であったことでしょう。

36 「末期の水」というスピリチュアルケア

死者の唇を、脱脂綿などに水を浸して潤してあげることを「末期の水」あるいは「死に水を取る」といいます。地方によってはシキミや菊の葉を用いたり、鳥の羽を用いたりするところもあるようです。

ブッダの最後の遊行から入滅、葬儀と遺骨の分配までを描いた『ブッダ最後の旅：大パリニッバーナ経』（中村元訳、岩波文庫）によれば、下痢をして体力を失い、臨終を目の前にしたブッダが侍者のアーナンダに「のどが渇いたから水を飲ませてほしい」と懇願する場面があります。

解脱を完成させたブッダほどの人であっても、死を目の前にして体力が落ちた時にはこのように生理的欲求を表現するのです。

アーナンダは「今多くの車が通り過ぎたばかりで近くの川の水は濁っているでしょうから……」と説明するのですが、ブッダの懇願はやみません。そこでやむなくアーナンダがその川に赴いてみると、濁っているはずの水が澄んでおり、ブッダの人徳による奇瑞に驚いたアーナンダは水を汲んでブッダのもとに運びます。ブッダはその後まもなくに少し移動して沙羅双樹の下で入滅されます。

この経典には仏教と葬送儀礼の関係を考えるための多くの情報が記されています。

今でも末期の水がなぜ大事なのか

現在、死後に行われる末期の水という儀礼的行為は、おそらくこの仏典の記述に由来するものであると思われます。

できれば生前にそのようにして世話をしてあげたかったという気持ちと、「もしかしたら蘇ってくれるのではないか」というはかない期待を込めて、私たちは末期の水という儀礼を行うようになったのでしょう。

「私を世話したいと思うのであれば、病人のお世話をしなさい」というブッダの教えにも適うものだと思います。

終末期に赤ちゃんに戻るわけ

終末期において食べられなくなることは、人生の一区切りが近づいてきた徴候です。やがて飲み物もうまく飲めなくなり、唇や喉が渇いている様子を見てとって、脱脂綿やスポンジに水を浸して口に運んであげると、驚くような勢いで吸い付いてくる時があります。そして、脱脂綿から水を吸いながら二の腕をつまんでくるようなこともあります。身を引くわけにいきませんから、つまれながら水を吸ってもらいます。

最初は何が起こっているのかよく分からなかったのですが、ある時「これは赤ちゃんがおっぱいを吸いながら片手でもう一方の乳首をつまんでいる様子に似ているなぁ」と気がつきました。ご本人の心の奥底では赤ちゃんの時に授乳してもらっていた時のことが思い出されていて、その記憶が、水を吸いながら片方の手で（乳首に見立てた）二の腕をつまむという反射的行動に表れてくるのでしょう。

私たちは人生の最初期を養育者への絶対的な依存状態で過ごし、少しずつ相対的依存を経て自律・自立へと進んでゆきます。

終末期にはその反対に自律や自立を失い、介護を必要とするようになります。排便や排尿ができなくなり自律を失ってゆくことは、「家族に迷惑をかけるくらいなら死んだ方がましだ」というスピリチュアルペイン（人生観や価値観にまつわる深い心の苦痛）を発生させることが多いものです。

そうした時期を経て食べられなくなり、飲めなくなり、積極的に外界に関わってゆくエネルギーが残り少なくなった時にも吸いついたり、つかんだりする反射機能はまだ残っており、そうした反射的な動きを伴いながら私たちは人生最初期の記憶に戻っていくのかもしれません。病棟で働くナースたちに聞いてみると、実際にこうした経験をしている人は少なくないようです。

人生の最期に思い出すこと

サンフランシスコの禅ホスピスプロジェクトを視察した時のことです。提携しているラグナホンダ病院のホスピス病棟でボランティア実習をすることになりました。ある日のこと、「光、光」と繰り返す患者さんがいるから来て見てほしいと呼ばれました。

私が顔を近づけて「どんな光ですか？」と問いかけると、老婆は「白い光」と答えながら私を抱きしめて頬ずりしてきます。為されるに任せながら「そうですか、それではその光の中に入っていってみましょう」と促すと、「匂いがする」と言います。「何の匂いですか？」と尋ねると「チキンスープ」、しばらくして「ドアが見える」と言うので「お家のドアでしょうか？　開いているようなら入っていってみましょう」と促すと、彼女は私の顔にキスして、しばらくして落ち着いて眠り始めました。

同僚たちは私に顔や手を洗わせるために洗面所に案内しながら、チキンスープは病気の時に作ってもらうお母さんの味であることを話してくれました。たぶん彼女は、小さな頃母親にやさしく看病してもらったことを思い出しながら、人生最期の旅に旅立つ前の一安心を得たのでしょう。

37 お迎え現象をよりよきものとするための心得

在宅の場合は四割の人にお迎え現象が

人が亡くなる一週間から二週間くらい前になると、周りにいる人たちには見えない誰かに向かって話しかけているというようなことが起こることがあります。

話しかけている誰かは、すでに亡くなった家族であったり、友達であったり、あるいはペットであるような場合もあります。懐かしい風景が見えていたり、神仏や光が見えている場合もあります。

前項で紹介したラグナホンダ・ホスピタルでの続きですが、同病棟では、家族が会いに来てくれることの少ない人たちが大部屋で過ごしていて、最期の時には個室で看取れるようになっていました。

禅ホスピスプロジェクトでは、貧しい地域の人に医療を提供することをめざすこの病院と提携して、トレーニングを積んだボランティアたちが、数人一チームになって、毎日二交代制で最期の時を生きる人の近くで、寄り添いをさせていただくのです。そこで、前項の「光が見える」と言う老婦人の話に出会ったわけです。

さて、こうした、いわば「お迎え現象」は、病院で亡くなる場合よりも家で亡くなっていく場合に圧倒的に多く見られます。

病院では、そんなことが分かると譫妄《せんもう》（幻を見ていると解釈）だとして投薬の対象にされかねないので、本人も家族も報告しないのです。私がホスピスで体験させていただいたケースは、とても稀な事例だったのかもしれません。ところが、在宅の場合には、40％程度の割合でお迎え現象が起きているという報告もあります。そして、お迎え現象のあった人のほとんどが安らかな死を迎えているそうです。

死に向かう人への敬意をもって

お迎え現象は、脳の機能低下によって記憶の再構築が行われて死への不安に備えるために発生しているのであろうと解釈する医師たちもいます。そのように解釈する医師も、お迎えが安らかな死を迎えるために役立つものであるのだから、真実か否かを問うよりも、丁寧に敬意を持って対応することの重要性を認めています。

私は、お迎え現象を乳幼児の移行対象のように解釈してみてはどうかと思っています。移行対象とは、母親の乳房の代わりに子どもたちに安心を与えてくれるモノで、縫いぐるみや、いつも持ち歩く安心毛布のようなものです。移行対象は、子どもが寝入り際に体験する不安を和らげてくれます。子どもが眠りに入る過程では、死にも似た暗闇の世界に落ちてゆくような不安を体験する可能性があり、愚図ることが多いのです。そんな時、頬ずりしても噛んだり蹴ったりしても、愛しても攻撃しても、一定の柔らかな肌触りとぬくもりを提供してくれるのが移行対象の特徴です。

本当はお母さんが一緒にいてくれて、お話してくれたり、子守歌を歌ってくれたり、絵本を読んでくれたりすればいいのですが、そうしてもらえない時には縫いぐるみや安心毛布が代役を果たしてくれるのです。また、愛されても攻撃されても一定の感触を提供することは、人間の親ではちょっと難しいものです。

お迎え現象は、真実かどうかを問うことはさておいて、あの世とこの世をつなぐ中間領域で、懐かしい人や景色、畏敬の念を持つ神仏などに遭遇して、いい時間を過ごすことによって、死に向かって移行してゆく際の不安を和らげてくれる効果を持ちます。そしてお迎え現象がよりよき効果をもたらすためには、周囲にいる人々がその人の話をそのままに受けとって心から敬意をもって対応してゆくことが求められます。こうした姿勢をバリデーション（真価を受けとめる）とも呼びます。超大量死時代を迎えるにあたって、知っておいた方がよい情報の一つでしょう。

第5章

父の最期から学んだこと

38 父を看取る

できるだけ自然に見守ること

父が八十五歳の誕生日を迎えたその日の晩に逝去いたしました。この四年間ほど身体の調子を崩し、寝たきりになってショートステイや訪問看護、訪問入浴など多くの皆さんのお力をお借りして何とか生き抜いてくることができました。近くで父を介護してきた母が一番心を痛めて苦労してきたのではないかと思います。

この夏くらいから食べる量が減ってきて、食べずに寝てばかりいる日も出てきて、やがて何も受けつけない日がやってきました。心の限りを尽くして介護してきた母にとっては、何も食べてもらえないことが大きな心の痛みのようでした。

私はケアマネジャーさんと訪問看護のチームに声をかけて話しあいをしました。食べられなくなっても点滴等による人工栄養はしないこと、臨終に向かい呼吸が自然に進んでいる限りは酸素吸入もしないこと、できるだけ自然に父の死の間際のプロセスを見守ることを確認しました。

患者本人が延命措置を望んでいなくても、家族が食べられなくなった状況を見ていられなくて胃瘻《いろう》をしたり、輸液をしたりすることがよくあります。

何かをしてあげたという家族の満足感はあるかもしれませんが、患者本人にとっては余計な苦しみを負担させてしまう場合が少なくありません。誰のどの苦しみを軽減するように努力するのか、明晰に考えてみる必要がある典型的な状況です。

私たちは父とそういう話しあいをしておいて、できるだけ自然にその時を迎えることを確認してありました。そして父には、臨終間際に起こるかもしれない心理的体験についても大まかに話しておきました。

父は心からその準備をしていたようで、いつだったか「死ぬのは大仕事だなぁ……」と言っていました。

次第に動けなくなり、少し認知症も出てきた頃ではなかったかと思います。

完全に食べられなくなって三日ほど経過すると、父の状態は安定してきました。高血圧の薬などを飲んでいたので、薬からの離脱症状で、血圧や血中の酸素濃度などが乱高下していたようです。

私も以前、飲まず食わず寝ずの断食をしたことがあり、三日目を過ぎた頃から光が見えるなどの神秘体験を経験していましたので、もしかしたら父も光の世界を見始めたのかなぁなどと想像しながら付き添っていました。

口の渇きには蜂蜜を

ほとんど寝てばかりいて、口を開けていることも多いので口の中が乾燥してしまいます。看護師さんの口腔ケアの様子を見ながら、水に溶かした蜂蜜を塗ってあげるとよいということを聞きましたので、私はガーゼを切ったものを濡らして指に巻きつけて唇を潤し、口の中をきれいにしてあげることにしました。棒の先にスポンジがついたものを使うよりも、乾燥して固くなってしまった場所があることなどを確かめるために指先の感覚が助けになりました。

口も利けなくなってしまっている父でしたが、ちゃんと口を開けてくれているので、こちらの声も聞こえているし、状況もよく分かっているのだと思いました。そうして蜂蜜を指にとって水で薄めて唇や口の中に塗ってあげます。

断食状態の中で、わずかに水分と栄養を摂ってくれているようで、なんとなく光の世界を飛んでいる父に空中給油をしているような気分になりました。

枕経のように歌った歌

父と二人きりになった時、ギターを持ってきて『生んでくれてありがとう』を歌いました。結婚式の時に両親に捧げる歌として自分が作ったものですが、自分の気持ちを伝えるのにいい曲なのです。

次に『般若心経』を歌にした『智慧の響き』を歌ってみると、旅立ってゆく父の導きとしてぴったりのような気がしてきて不思議な感じになりました。父の口も歌に合わせて動いていて、一緒に歌ってくれているようです。思いやりの人だった父に『慈しみの歌』を歌い、最後に『三宝帰依の歌』を歌いました。元気な時の父は、私の訳したパーリ語の勤行を欠かしませんでした。

亡くなった誕生日には、弟がケーキを作ってくれ、みんなでハッピーバースディを歌いました。日本語に訳して「誕生日おめでとう。生まれてありがとう。出会えてよかったね。誕生日おめでとう」といつも歌うのですが、「生まれてきてくれてありがとう、お父さんの子どもとして出会えてよかったよ」という気持ちで胸がいっぱいになりました。

遠くにいて来ることのできない叔父さんが電話越しに「あにき〜」と叫んだ時には、思わずみんなで泣いてしまいました。

最後に、息を引き取る時には、母が父の手を握り、おなかを触って見守っていました。私が疲れて寝入ってしまった間のことでした。唯一の心残りですが、後に続く喪主としての激務をこなすために、父が「休んでおけ」と言ってくれたのかもしれません。

39 葬儀に求められること

看取りから葬儀への時に

父の看取りではとてもゆっくりと豊かで味わい深い時間の流れを体験したのに対して、通夜と告別式・初七日からなる葬儀ではあわただしくて疲労感の多い時間を体験しました。看取りが父を中心として自分たちのペースで進められたのに対して、葬儀は完全に他者や業者によって仕切られてしまい、多少の希望は入れられたにせよ、自分たちの望むペースでは進められなかったからではないかと思われます。

現代社会では、ゆっくりと悲しみを味わうことが許されないくらい忙しく産業化されてしまった時間の流れの中で生きてゆかねばならないのです。

葬儀を終えた時の感想は正直なところ、「葬儀に宗教性は必要だが、宗教者は必要ないかもしれない、弔い悼むためのファシリテーション―促進術―は必要だが、企業は必要ではないかもしれない」ということでした。団塊の世代が寿命を迎える大量死時代を控えて葬儀のあり方は急速に変わってゆく可能性があります。

そこで、父の葬儀体験を踏まえて、スピリチュアルケアの視点から葬儀のあり様について考えてみたいと思います。

死に顔を見てもらいたかったのに

父の死に顔は穏やかでした。そして驚いたことに、時間が経つにつれてその顔は子どものような笑顔になってゆきました。

納棺までの時間、私と弟は何度もその顔に触れては思い出話をしていました。だからこそ、葬儀会場における通夜の儀では、棺の窓から参列してくださる人たちに父のいい死に顔を見てほしいと思っていました。

しかし、その願いはかないませんでした。参列者は、棺に向かって読経する僧侶の背中を見ながら焼香する構図になっていて、変更はできないと断られました。

最近の通夜は、夜の時間帯にしか葬式に参列できない人のための「お葬式パート1」になってしまったようです。

悲しむゆとりもないのはなぜか

通夜でも告別式でも、ご焼香に並んでくれる会葬者の中には喪主である母のもとに駆け寄ってくる人もいますし、逆に母の方から駆け寄って手を取りあって涙を流す瞬間が何回かありました。そのたびごとに、流れてくる読経の声に合わせて焼香する列の流れが乱されないように威圧するような雰囲気があって、母も会葬してくださった人も心からのやり取りができないままに戻らねばならない様子でした。

こうした「お行儀良さ」を求めるのは、短い時間内に効率的にことを済まそうとする意識が働いているからであり、そうした雰囲気の中で聞こえてくる読経の声にはその瞬間を抱きとめるための優しさが感じられませんでした。

会葬者に配る返礼品の選択にしても、業者が提供するリストの中から選ばねばならず、それ以外のものを選ぶと持ち込み料がかかるということで、そこには業者同士の利益による癒着が感じられてやるせない気持ちになりました。

僧侶も、そうした産業的な商品の一環として高額の役割を果たしているという印象がぬぐえませんでした。

お金もかかるし産業化された時間の中でゆっくりと自分たちなりに悲しむゆとりもないのでは、こうした葬式のあり方は長く続くとは思えませんでした。

葬儀における宗教者の果たすべき役割

『マハーパリニッバーナ・スッタ』（『ブッダ最後の旅』中村元訳、岩波文庫）には、ブッダの遺体を火葬場に移動させようとしても動かなくて困った時の逸話が出てきます。アヌルッダ長老が「神々の考える移動ルートとマッラー族の人たちが考えたルートが違うからだ」と指摘して神々の移動ルートを指示したところ、ご遺体はスムーズに動いてくれたといいます。これは、葬儀における宗教者の果たすべき役割が何であるかを示唆しています。あらゆる視点から、亡くなった人の存在に敬意を表し、悲しみの気持ちを共有しながらその人との出会いの意味を見つけ出すお手伝いをすることです。

葬式仏教の原形ができた鎌倉時代には、死体に対する恐怖心からどう弔っていいのか分からない民衆に対して、戒律や修行の力に基づいて支援をした出家修行者たちの努力がありました。今では、看取りや死体の処理に関しては医療関係者の皆さんが大変なストレスを抱えながら支援してくださっています。

これから到来する大量死時代に向けて、仏教者に求められるのは、商品化された戒名や読経を提供することではなく、ブッダの説いた教えに基づいて、どのようにして死別の悲しみに向かいあい、受けとめて、その後の人生につなげていったらよいのかという実践と教えなのではないでしょうか。戒名や読経に替わるものを、ご家族と一緒に考えてゆくくらいの度量が求められているのだと思われます。そのためにはグリーフケアやトラウマケアに関する現代的視点から、各宗派の教えを、人生のこうした場面で役立てることができるように見直してゆくことが必要でしょう。

40 四十九日の受けとめ方

父の死から四十九日が過ぎ、法要と納骨を終えて一つの大きな体験の波がゆっくりと過ぎてゆくことを実感いたしました。

四十九日は七七日とも呼ばれるように、亡くなった日から七日を七回繰り返す間に、次の生まれ先が決められると考える中陰の思想からきています。地方や宗派によっては五七日の三十五日とすることもあるようです。

その背景には、ブッダが解脱した直後に、悟りの内容を振り返るために七日間ごとに数回、場所を変えながら瞑想したという伝承があるのではないかと思われます。

喪に服すということ

上座部仏教では、瞬間転生といって臨終すればすぐに転生すると考えます。大乗仏教になり、次の生まれ先が決まるまでには四十九日くらいの時間が必要だと考える中陰（中有）の思想が出てきます。

中有思想の起源には、スッタニパータの『慈経』の中に出てくる「すでに生まれたものであっても次に生まれるところを探しているものたちであっても」という表現があるのではないかと思われます。上座部仏教で瞬間転生を説くのは、「次に生まれるところを探しているものたち」は宙ぶらりんのように見えるけれども、すでに一つの存在に生まれ変わっていると判断したからでしょう。

チベット仏教でも、善悪の業がはっきりしている場合には直後に転生先が決まるが、微妙な場合に中有と呼ばれる期間が必要となると考える人たちもいるようです。

私自身の体験では、父を失った直後の重苦しさが薄らいでいって、以前と同じようなペースで生活できるようになり、見守ってくれている父親のやさしい存在感が感じられるようになる期間でした。ある意味で、生前よりも心の中でいろいろなことを自由に話しやすくなったような気もしました。母も、毎日遺影に向かって話しかけている様子で、気づかって訪ねてきてくれる親戚や知人たちといろいろな話をすることで次第に心が落ち着いていったようです。

こうして残された自分たちの心が次第に変化してゆくのを感じながら、昔の人たちは、死者が七日ごとに閻魔大王の裁きを受けて四十九日目に生まれ先の最終決定が下されるのだというシナリオを作り上げたのでしょう。

知人の息子さんは、小学校中学年の時に父親を亡くし、「お母さんも死んでしまうのではないか」と心配になって幼児のようにしがみつくようになり、学校にも行かなくなったそうです。

ところが、四カ月ほどしたある日、突然に「僕、学校に行く」と言って登校し始めたそうです。彼なりの喪が明けたのです。彼はとても素直に自分の気持ちを表現し、必要な行動をとりました。そして母親は、子どもの気持ちに応えながら充分に赤ちゃん返り

（退行）をさせてあげ、安心するまで寄り添ってあげました。

喪に服すという社会的慣行の背景には、こうした喪失に対する人間の智慧があったのではないかと思います。今ではそれが形式化してしまい、心の微妙な変化に素直に寄り添って悲しみを体験し抜いて人生の意味を見いだしてゆく作業をすることが難しくなってきているような気がいたします。

追善供養は何のためにするか

ブッダが解脱の直後に七日ごとに場所を変えながら解脱の内容を振り返ったのは、ある意味で、どのように生まれ変わったのかを確認していたのかもしれません。七日ごとに閻魔大王の裁きがなされ四十九日目に行く先が決まるという物語を作り出したのは、残された自分たちの心が次第に変化してゆくのを意味づけるためでもあったのです。

追善供養には、生前にもっとしてあげればよかったという自分たちの気持ちを治めてゆくための方便という意味合いもあるのでしょう。

法要の儀式の最後に回向文を読むのは、お布施をして、香華を供え、お経をあげてもらった善業の功徳をみんなで喜びながら、亡くなった故人に向けて転送するという意味があります。

ビルマ（現ミャンマー）では、お坊さんが「この功徳を受け取って、安らかに幸せになってください」と回向の言葉を唱えるのに合わせて、みんなで「サードゥ、サードゥ（善哉、善哉）」と唱和します。僧俗が心を合わせて善業エネルギーの転送を喜び、その人の幸せを祈るのです。

父の納骨の儀の時のこと、線香を手向ける列の最後で妻と子どもたちが線香を供え終わるその前に、読経も回向文も終わってしまいました。ご住職は次があってお忙しかったのでしょう。お斎にいらっしゃらなかったご住職にお膳を届ける時、それがとても残念だったことをお伝えしました。

お斎の席では、集まってくれた親族たちが、私の知らなかった父の思い出をたくさん話してくれました。多くの泣き笑いを通して、四十九日をかけてたどってきた心の旅路にうれしい彩りを添えていただいたように思いました。

41 四歳の子どもから教えられた遺骨への思い

死んだら焼かれてもいいいか

　父の火葬と告別式に出席した四歳の娘が、ある日、こんなことを話してくれました。おじいちゃんが死んで焼かれて骨になってしまったことを保育園の同級生たち七人に話してみたそうです。そうしたら男の子たち三人はみんな「死んだら焼かれてもいい」と答えたのだそうですが、女の子たちは全員「焼かれるのは嫌だから、そのまま土に埋めてほしい」と答えたのだそうです。もちろん娘も焼かれてしまうのが怖くて、そのまま土に埋めてほしいと思っていたということです。

四歳の子どもたちが保育園でこんな話しあいをしているということに驚くと同時に、娘がおじいちゃんの火葬に立ち会うことで受けたショックを保育園の友達に支えられて、乗り越えられたことを、そして何より、そのことを言葉で伝えてくれたことを嬉しく思いました。

なぜなら、娘はものごとを深く観察している反面、二歳になるまではとても言葉が少なく、三歳になって保育園に通うようになってもなかなか自分の気持ちを言葉で表すことが少ない様子だったからです。

レジリエンスとリソースフルネス

何か辛い出来事に出合った時、折れそうになりながらもしなやかに回復してゆく力をレジリエンスと呼びます。そのレジリエンスを支える内的因子の特徴は、自尊心、信頼感、そしてリソースフルネスと説明されています。

リソースフルネスとは、辞書を引いてみると、「資源に富んでいること」という意味と同時に「機転がきくこと、才覚があること、やりくり上手なこと」などという意味が説明されています。ピンチになった時、自分の周囲にある資源を上手に使いこなして切り抜けてゆく力のことです。

そのためには周囲とのつながりを感じて信頼できることが必要であり、何より自分のことを大切に思えることが前提になっているということです。

おじいちゃんが死んで焼かれて骨になってしまい、壺に入れられてしまったことに強いショックを受けた娘は、自分が体験したことと、そこで感じたことを保育園の同級生たちに話してみて、「死んで焼かれること」をどう思うか、みんなの意見を聞くことで自分の辛さを癒したわけです。

子どもたちは、みんなが娘の話を聞いてくれて、自分の思いを話してくれることで娘を助けてくれたのです。

私は娘の話を聞きながら、リソースフルネスという言葉を思い出しました。そして、お互いを信じて話しあい、助けあうことができた子どもたちを祝福したい気持ちで胸がいっぱいになりました。

「**骨をすりつぶすなんて嫌だ**」

私は娘からこの話を聞くまで、父の遺骨の一部を散骨しようかと考えていました。

子どもの頃、父に連れられて行った畑や山など、思い出深い場所に父の骨をまいてあげたい、そうすれば父がかつて汗を流したその場所から故郷を見渡し、私たちを見守ってくれるような気がしたからです。しかし、娘の話を聞いて、その気持ちは少しずつ変化してゆきました。

町の役場に散骨の規定があるかどうかを確認してみたところ、「特別な規定はないが、骨の形が残っていると埋葬になるので問題が生じる可能性がある。粉末状になっていれば骨だと分からないので問題はないだろう」とのことでした。

そこで私は、納骨前に骨壺を開けてみて、どの骨を粉にして散骨しようかと考えていたところでした。そこで娘の話を聞いてからは、なんとなく父の骨をすりつぶすのが申し訳ないような気がしてきて、「父は、もしかしたら骨壺に納まって家族の墓の中にいる方が安心してられるのではないか」と思うようになったのです。

出歩くのを好まず、家にいるのを好んだ父でした。そうして家を守り、外に出歩いてばかりいた私を家で待ち続けてくれた父がいたからこそ、私は出家修行で学んだことを家庭生活の中で活かすために戻ってくることができたのです。

母に相談してみると、「骨をすりつぶすなんて恐ろしくて嫌だ」とのことでした。そう言われてみると、なんだか遺骨の一部をすりつぶすのが「痛い」ような気がしてきて不思議でした。結局、父の遺骨の一部を散骨するのはやめて、骨壺はそのまま納骨しました。

ところで、父が亡くなってから、不思議なことに、書や茶など、日本の文化的な営みをしてみる時間が増えました。

小学校の頃に一年間だけ習った書道ですが、硯に向かい墨をすり、地元産の半紙を広げてみると、父の人生への思いが言葉になって浮かんできます。

「待ち続け、助け続けて輝いて、共に喜ぶ松助の道」「親を看取りて親となる、市井の聖ここにあり」。父は、その名の通り、待つことで人を助けることを喜びとした人生でした。その人柄は、きっと孫たちにも伝わってくれているはずです。

第6章

ケアする人を守るケアの方法

42

健康に死んでゆくためのケア

することではなく、そこに在ること

スピリチュアルケアはホスピス運動から生まれてきたものです。そのホスピス運動には個性的な二人の母親がいました。

その一人はイギリスの内科医で「総合的な痛み」という概念を創始してホスピスへの道を開いたシシリー・ソンダース、もう一人はスイスに生まれアメリカで精神科医となり『死ぬ瞬間』などのベストセラーを著したエリザベス・キューブラー・ロスです。この二人については以前にも少し触れましたが、今回は、二人の女医の人生を通してスピリチュアルケアの本質について考えてみたいと思います。

現代医療におけるホスピス運動は、シシリー・ソンダースが一九六七年にロンドンでセントクリストファーズ・ホスピスを設立したことに始まります。彼女は看護師として働き始めますが、体力的な問題があって医療福祉の仕事に転身します。その頃、彼女はカソリックの信仰に出会い、その信仰に基づいてホスピスへの道を切り拓くことになります。医療福祉士として「ホーム」と呼ばれる施設で、カソリックのシスターや看護師たちが、末期がん患者の痛みをモルヒネの経口投与によって巧みに緩和して、はっきりとした意識を保ちながら最期のいい時間を過ごせるように工夫していることを目の前にして、疼痛緩和の薬が使えるようになるために医師免許の取得を決意します。

まずは身体の痛みを取ることです。そして身体の痛みが和らいだ時、そこに生まれるゆとりの中で湧き上がってくる「なぜ私が……」とか、「死んだらどうなるの……」などの不安に対して寄り添ってゆく環境が必要となります。死に直面して生まれてくるこうした不安や問いに対して、解決するという姿勢ではなく、本人がその問題を受けとめて自分なりにやりくりしてゆくための環境として寄り添う作業がスピリチュアルケアになります。スピリチュアルケアが、何かをすること（doing）ではなく、そこに在ること（being）を大切にするといわれる所以です。

ソンダースがそのことを学んだのは、デビッドという末期患者との出会いからでした。ソンダースが篤い信仰を持つ人だったのに対して、デビッドは無神論者でした。聖書の言葉を引用しようとする彼女に対して、彼は「きみ自身の言葉で語ってくれ」と切り返したそうです。

宗教者が一番鍛えられるのは、信仰用語の使えない状況で、相手の言葉に合わせてその教えの本質を語れるようになることなのです。

死を迎える患者との向きあい方

キューブラー・ロスは、スイスの事業家の娘として生まれ、親の言いつけに逆らって医者になろうとしました。医師になるための茨の道のりの中、彼女は第二次世界大戦終戦直後の傷跡も生々しい東ヨーロッパで平和義勇軍としてボランティア活動をします。

なすすべもなく死んでゆかねばならない子どもを抱きしめることしかできないような状況の中、後に医者として死の臨床を切り拓いてゆくための準備をしていたと言ってよいでしょう。ある老人から贈られた「あなたの愛を忘れることはない」という言葉が、その証です。

ロスは『死ぬ瞬間』で次のように語っています。

末期患者には非常に特別な要求がある。それは、私たちが坐って耳を傾け、それが何なのかをはっきりさせれば満たされる。おそらく最も重要なのは、こちらにはいつでも患者の不安を聞く用意があると伝えることだろう。死を迎える患者と向きあうには、経験からしか生まれないある種の成熟が要求される。不安のない落ち着いた心で末期患者の傍らに坐るためには、死と死の過程に対する自らの姿勢をよく考えなくてはならない。

ここで彼女が「経験からしか生まれないある種の成熟」と呼んでいるのは、彼女自身がスイスの田舎で自然な死の状況を体験していたことや、戦後の痛々しい状況の中でのボランティア活動から学んだことを指すのではないかと思います。

『人生は廻る輪のように』という彼女の自伝に、その様子を伝える肉声が収められています。

した。

ソンダースの「総合的な痛み」を尊重して、ロスは「総合的な患者ケア」を提唱しま

全人的なケアの基本

ロスの本を読んで感動した、マギル大学のバルフォア・マウント（一九三九―）がソンダースの下で学び、モントリオールで緩和ケア病棟を始めたことが「緩和ケア」という名称の始まりになりました。

病気だけを見るのではなく、その人がどんな状況の中で、どんな思いで生きようとしているのかに耳を傾けることが全人的なケアの基本です。

ソンダースやロスが目指したのは、そのような全人的な見守り環境があれば健康に死んでゆくことが可能なのだということであり、スピリチュアルケアはそのために必須な要素なのです

43 あの世はあるかと問われたら…

スピリチュアルケアを学ぶ時に行うロールプレイの中で、最も基本的かつ定番の一つに、クライアントさんから

「あの世はあるのですか？　死んだらどうなるのでしょう？」

という質問を受けた時に、どのように受け答えするかという体験学習があります。このロールプレイを通して、あの世とこの世のつながりについて〝無我洞察の深まり〟という視点から考察してみたいと思います。

「死んだらどうなるか」の話しあいを

二人組を作って、どちらが先にクライアント役になり、スピリチュアル・ケアワーカー役になるかを決めます。時間はだいたい五分から十分程度に設定して、上記のようなクライアント役の質問から対話を始めます。

最初は特に指導をせず、学生さんたちに自由にやってもらいます。時間が来たら役割を交代して同じことを繰り返します。初心者の場合、「あの世はあるか、ないか」という議論にはまり込んでしまったり、仏教やキリスト教などからの宗教的教義の説明に入ってしまったりすることが少なくありません。

その後で、次のような指導をして、二回目にチャレンジしてもらいます。

①クライアントが「あの世はあるのか？」とか「死んだらどうなるのか？」について気になっている、不安に感じているのだということを、単なるおうむ返しになってしまわないように注意して、自分なりの言葉で相手に確認してみること。

②「あの世はある」という前提に立ってみて、「どこか生まれ変わったら行ってみた

いと思うところはありますか？」とか、「そこで何かやってみたいことはありますか？」とか、あるいは「『こんなところに行ってこんなふうになってしまったら困るなぁ』と不安に思うことはありませんか？」などと、できるだけ自由にその人の思いを語ってもらえるように工夫してみること。

二回目も役割交代をして両方の役割をやり終えたら、一回目と二回目ではどんな違いがあったかについて振り返り、感じたことや気づいたことを自由に話しあってもらいます。

こうした体験学習によって「あの世」という語りの舞台を提供して自由に話してもらうことができるようになると、そのクライアントさんの物語は表面的には「あの世」について話しているようでいて、結局のところは「この世」の人生におけるやり残しや未解決の問題についての語りになっていることに気づきます。

こうした現象について「あの世とこの世を往復しているような感じがして、現在と未来の境目が溶けてしまうような気がした」と、感想を述べる学生もいます。

また、より高度なレベルの学習になると、「あの世」があるかないかに関する哲学的・

宗教的な議論に入り込んでしまう瞬間には、スピリチュアル・ケアワーカー役の中でどんな感情や無意識的な思考が働いているのかについて吟味することが課題になってきます。

いつから「私」になったのか

こうした体験学習をした後で、私たちはいつから「私」になったのかというテーマについて考えてみます。黒板に一本の横線を引いて、左側から、「受精」「誕生」「自我の芽生え」「今現在」「死」というポイントを書き込んでみます。自我の芽生えを二〜三歳くらいだとして、各自の一番古い記憶をたどってみてもらいます。一番古い記憶といっても、せいぜい一歳くらいの頃のもので、それも断片的にしか覚えてはいません。そこで次のような問いを投げかけてみます。「一番古い記憶で思い出すことのできる時以前の自分は、いったい誰だったのでしょう？」「生まれたばかりの頃は、お母さんのおなかの中にいた頃は、いったい誰で、いつから『私』になったのでしょうか？」と。

また、次のような問いについても考えてみます。

これから死ぬまでの間に、認知症になって記憶が障害されて「私」という意識が変容してしまう時があるかもしれません。その時、「私」はいったい誰になってしまうのでしょうか？　認知症の場合だけではなく、眠っている時、白昼夢を見ている時、妄想や幻想に取りつかれてしまっている時、私たちはいったい誰になっているのでしょうか？

スピリチュアルケアで出会う「私」

ブッダは、「私」だと思っている自我の働きは、病気になることもあり、生まれた以上いつかは死ぬものであり、「ああなれ、こうなるな」と思い通りに支配できるものではないという意味で「無我」だと説いたのです。あの世とこの世と過去世がどのようにつながり合っているのかについては量子力学や宇宙物理学がもう少し進化すると分かってくるでしょう。スピリチュアルケアでは「私」の曖昧性や多層性を大切にして「あの世」と「この世」の物語の交錯するあわいに丁寧に心を向けてゆくことを学んでゆきます。

44 人を癒すケアワーカー自身の癒し方

三歳半になる息子とお正月にすごろく遊びをした時のことです。お母さんに買ってもらった象さんのすごろくには四色十二個の象さんのコマが付いていて、三回のグレードアップを経て仲間の動物を背負いながら「あがり」に向かって旅を続ける仕掛けになっています。

息子はサイコロの目の数え方、コマの進め方など、遊ぶために学ばなければならない基本的な事柄に楽しく挑戦しながら「またやろう」と熱中します。

そうした学びの過程で私が一番興味深く思ったのは、まずは自分自身が一番先に勝つ（最初にゴールインする）体験をさせてあげることが大切なのだということでした。

ウィン・ウィン・ルール

すごろくに付き物の「一回休み」とか、「どこそこまで戻る」とか、「ちょうどいくつの目が出なければ進めない」とか、細かなルールを要求すると、息子はたちまち機嫌を損ねてやる気をなくしてしまいます。

ところが細かなルールは無視して、サイコロを振って出た目に合わせて進んで、自分が一番先にゴールインする体験をすると、今度は私がゴールするまで続けてやらせてくれて、辛抱強く待っていてくれるのです。そして、「ハルトが優勝、父ちゃんも優勝」と、私のゴールインを一緒になって喜んでくれるのでした。

なんと、ウィン・ウィン・ルールを最初から知っていたかのようです。どちらかが勝って他方が負けるのではなく、両方が勝者となれるような視点の転換です。私はあっけにとられると同時に目からウロコが落ちたような気がしたのをよく覚えています。

こうした体験を繰り返しながら、彼なりに次第に細かなルールを学んでいって、休むことにも、後戻りしなければならないことにも次第に耐えられるようになっていったのです。

アダルト・チルドレン

アルコール依存などの親をもった子どもは、子どもとして甘えたり、わがままを言ったりする体験が得られません。逆に、彼らは感情的にも物理的にも親の世話をしなければならないような立場に追い込まれてしまいます。子どもでありながら大人のようにふるまわなければならないのです。アダルト（大人）・チルドレン（子ども）という言葉はこうした逆境下で育ってきた特性を指す言葉です。

アダルト・チルドレンは、他人の世話をすることで初めて「自分は生きていてもよいのだ」という存在価値を感じることができます。そのためか、対人援助職に従事する人々の中には多くのアダルト・チルドレンがいるとみられます。

看護職の六割近くがアルコール依存の親を持つ家庭の出身者であるという調査報告も

ありました。しかし、これは必ずしも悪いことではありません。知りあいの精神科医は、「確かにそういう面はあるけれど、彼らは他人の世話をしながら自分自身も成長していくのですよ。そういう人たちがいないと社会は成り立たないのかもしれない……」と語ってくれました。

人を癒すために必要な自分の癒し方

大乗仏教の菩薩思想には「自未得度先度他」という考え方があります。自分が悟る前にすべての人々を悟りの彼岸に渡すお手伝いをしたいという誓願です。しかし、自分が実際に行ってみたことのない場所に他人を案内してもよいのだろうか？　案内できるのだろうか？　人はそんなところに行ってみたいと思うだろうか？　と疑問に思うこともあります。

そもそもジャータカ物語（ブッダの前世に関する物語集）では、スメーダ青年はディーパンカラ・ブッダ（燃灯仏）の下で「男として生まれた以上、単なる阿羅漢ではなく、できるだけ多くの人を悟らせることのできるブッダとしての悟りが得たい」と誓願したのでした。全員を悟らせるまでは自分も悟らないというのは、ちょっと極端な感じがします。自己愛的な万能幻想の裏返しだといわれても仕方ないでしょう。

看護などの臨床現場では燃えつきて現場を去ってゆく人が少なくありません。燃えつきを防ぐためには、自尊心を養い、困難があっても何とか切り抜けられるだろうという自己効力感を育むことが大切です。これらは自利を許すことであり、人より先に自分が悟ってもよいのだということを認めることに似ています。

人を癒すためには自分が癒されていなければ厳しい仕事がやりぬけないということでもあります。

こうした現実を考えると、自らが悟りを得てから他の悟りのために尽力したブッダの足跡がスタンダードではないかと思われます。だから、ブッダは極めて多様な困難に直面しながらも燃えつきなかったのです。

菩薩の中には、利他のために努力しながら行き詰まり、自利を満たすことを学ばざるを得ない場合もあるのではないかと思います。現代では、ケアする人のケアと呼ばれる現象です。

45 生老病死のない世界はあるか

この二、三年、マインドフルネス瞑想に関する脳科学的な視点を基盤とした特集がNHKなどのテレビ番組で報道されるようになり、マインドフルネスに対する関心が一気に高まってきています。伝統仏教では「念」と訳されてきた心の働きです。

つい先日も、科学研究者たちに関心を高めてもらうために催されたシンポジウムに呼ばれて、仏教的な視点からマインドフルネスについて短い講演をしてきました。そこで、私の番がまわってきた時にパワーポイントの準備に手間取っている様子でしたので、直前にお話された傳田光洋《でんだみつひろ》さんの「表皮細胞のケラチノサイトには感覚受容器がある」というお話に触発されて、即興で「仏典の中に出てくるSFのような話なのですが」と前置きをして、『ローヒタッサ・スッタ（赤馬経）』（増一部、相応部）について紹介いたしました。

話し終える頃にはスライドも映し出されてめでたしめでたしとなったのですが、ここでは、この経典に説かれた宇宙の果ての探求法についてスピリチュアリティの視点から考察してみたいと思います。

『ローヒタッサ経』について

これはとても珍しいタイプのお経で、現代でいうところのサイエンス・フィクション（SF）のような趣向があり、私のお気に入りの一つです。ブッダの時代、ローヒタッサ（赤馬）という名の天子がいました。当時の神々は、人間たちが眠りに入る頃に、あたりを照らしてブッダに近づき、問答をするのが習わしでした。現代では電気の明かりがありますので、そうした微妙な光の感覚が分からなくなっているのではないかと思われます。

ローヒタッサはブッダに次のような質問をします。

「生老病死のない世界の果てに歩いて到達することはできるのでしょうか？」

ブッダはそれに対して次のように答えます。

「生老病死を超えた世界の果てに歩いては到達することはできない。しかし同時に、世界の果てに到達することなくしては、生老病死を超えることはできない。私は、両腕を広げれば身長ほどの幅になるこの皮膚に覆われ感覚と知性を備えたこの身体において、世界の果てに到達して生老病死を超える術を説くのである」

天子はブッダの答えを聞いて驚いて喜び、次のような彼自身の前世体験を語りました。彼は空飛ぶ仙人で、空間を一跨《また》ぎして迅速に移動する術を心得ていました。今でいうワープ（時空の歪みを利用して瞬間移動すること）です。彼は宇宙の果てを探し求めて休むことなくワープを繰り返しましたが、移動することによっては宇宙の果てに到達することはできませんでした。

宇宙の果ては「呼吸」で分かる

『ローヒタッサ経』でブッダが教えてくれることは、答えは自分の中にあるということです。

私たちは広大な宇宙の果てはあるのだろうかと思い、その宇宙の果てがあるのであればどんなところか行ってみたいと思うものです。こうして向こう側に答えを探し求める傾向があります。私自身もそうでした。

ところが、ブッダは、「宇宙の果てならこちら側にもありますよ」と教えているのです。

宇宙と自分が分離した二つのものであるとすれば、宇宙の果ては、自分と宇宙を分け隔てる皮膚という身体の境界面にも存在するのではないですかと示唆しているのです。

仏教には六根の思想がありますが、眼耳鼻舌身意《げんにびぜっしんい》という六つの感覚器官の中の身体について、皮膚の接触感覚を観察することが重要になります。

ところが、皮膚を感じていると、自然に身体の内側の粘膜の感覚も意識されるようになってきます。

私たちの身体の中には、口から肛門まで、食物を消化吸収するための管が通っています。この管の表面である粘膜も皮膚と同じように身体を覆うものだからです。この管の内部は、位相的には身体の外部ということになります。つまり人間の身体は外部のモノを食物として消化吸収するために一本の管を身体の中に取り込んでいるのです。

生命活動とは、こうした境界面の外側と内側の間で、ある一定の恒常的なやりとりが維持されることによって成立します。

ブッダはこの事実に注目して、身体の外側と内側を出入りしながらつないでいる「呼吸」をありのままに観察するように促しました。

また、命を支える栄養分として食物、接触、意思、記憶という四つ（四食）があることを教えています。

スピリチュアリティという言葉の語源は、ラテン語で「息すること」を意味するスピーラーレです。呼吸を意識してみることは、私たちの身体を出入りしながら命を吹き込んできてくれるものに触れる機会です。それは宇宙と私たちの境界において「果て」とは何なのかを探求する貴重な学びのチャンスでもあるのです。

46 医療者が燃えつきないためにすること

二〇一五年四月下旬の週末、新緑の美しい奈良県生駒市の寺院に終末期医療にかかわる人たちが集まって、医療者の〝燃えつき〟を防止するためのGRACEプログラムの研修会が行われました。

講師陣はジョアン・ハリファックス老師、緩和ケア医のトニー・バック教授、看護学のシンダ・ラシュトン教授の三人で、私は発起人の一人として全体を見守る役割で参加しました。

ここでは、そこで学んだ現代的な仏教の応用法について紹介いたします。

実践型の西洋仏教の特徴

このプログラムの創始者であるジョアン老師は、医療人類学の博士号を持つ女性で韓国禅の嵩山禅師に学び、日本の曹洞宗の前角博雄老師の法系を継ぐバーニー・グラスマン老師から印可を受け、さらには、エンゲイジド・ブディズム（社会活動に参加する仏教）を創始したベトナム僧のティク・ナット・ハンからも伝統を受け継いでいます。

また、ダライ・ラマからも親しく学び、ダライ・ラマを囲んで科学者たちが仏教と科学のかかわりについて多様な視点から研究するマインド＆ライフ・インスティチュートの理事にもなっています。社会活動家でもある老師は現代の菩薩と呼ぶべき存在で、四十五年間にわたって多くの死にゆく人々に寄り添う実践を続け、アメリカ・サンタフェのウパーヤ禅センターではＧＲＡＣＥをはじめとする多くのプログラムが提供されています。

実践型の西洋仏教の特徴の一つは、老師のような女性指導者が多く存在することです。

そのため、仏教における瞑想実践が一般の生活や医療や心理療法などの臨床活動における ケアに直接つながるかたちで教えられ学ばれているのです。

慈悲を五つのの花びらにたとえて

アメリカのような社会で医療関係者に仏教瞑想の本質を手渡してゆくためには、科学的検証という戸口を通って話を進める必要があります。

マインド&ライフ・インスティチュートの活動は、瞑想に関する脳科学的研究を通してそうした素材を生み出す潮流の中核を担っています。キューブラー・ロスは五十年ほど前、まだ余命などの告知が行われていなかったアメリカの医療現場で、終末期患者に接する医療者に慈悲の心が必要なことを訴えました。

さて、ジョアン老師のGRACEはその慈悲をどのようにして現代医療の現場に手渡してゆけばよいのか具体的に教えてくれる内容でした。

老師は慈悲をハスの花にたとえ、慈悲という複雑な概念を、

一、純粋で集中した注意を向けること

二、親切心や思いやりという情動
三、利他心という意図
四、自他を知る洞察
五、身体的なかかわりとして体現する

という五つの花びらに分解して、それらを現代医療の現場に合わせて再構築して見せてくれました。

自分を知るGRACEという手順

G（Gathering attention）
最初に、息を吸いながら注意を集中し、吐きながら体に心を行き渡らせる瞑想で地に足をつけることを学びます。

R（Recalling intention）
次に「自分は今なぜここ（ケアの現場）にいるのか」という意図を思い出します。

A（Attunement to self / other）

自分の中で何が起こっているかに気づき、他者の中で起こっていることにも気づいて波長を合わせてみます。

C（Considering what will serve）

本当に相手の役に立つことは何かを慎重に考察します。

E（Engaging and Ending）

具体的な行為としてかかわり、終了し、次の行動に備えます。

プログラムはこうした五つのステップについての説明と実践を絡めながら進められました。

医療現場では、患者という対象を観察し、診断し、治療したり、ケアしたりすることを教えられます。

それに対してGRACEでは、まずは自分自身の中で起こっていることに気づき、自分自身を整えてから治療なりケアなりの行動へと移ってゆき、最善を尽くしたら、どんな結果であれ受けとめ、執着しすぎることなく次に備えることのできる人間性を育成することを強調します。そのために仏教瞑想の実践が役立つのです。

「なぜ自分はここにいるのか」

ＧＲＡＣＥプログラムは、それが仏教瞑想を基にしたものだとは分からないほどに仏教用語を用いていません。しかしその中核には戒・定・慧という基本的な仏教の学びのステップが踏襲されています。心の落ち着きや本質を見極める智慧という要素がどのように再構築されているかは分かりやすいのですが、倫理や道徳に関連する戒の部分がどのように踏襲されているかは、仏教関係者にも分かりにくかったかもしれません。

それは、戒律が「〜すべきである、〜すべきではない」と条文化された外的規制として理解されているからです。

けれども、命の現場では、そうした外的規制に頼れない場面が多くあります。

修羅場では無意識的な動機や価値観が行動に影響を与えます。

「なぜ自分はここにいるのか？」を思い出してみることは、そうした無意識的動機や価値観を意識化することによって、困難の中でもぶれることなく行動できる人格を養ってくれます。集中力と智慧が、燃えつきない行動習慣を育んでくれるのです。

47 医療者に不可欠な慈悲の心を養うために

自分自身を慈悲で満たすとは何か

仏教瞑想に基づく医療関係者の燃えつき予防プログラムを日本に紹介する活動で「コンパッション」という言葉をどのような日本語に翻訳するかについてみんなで考え、悩んだことがありました。今も継続中です。

そこで、仏教でいう慈悲を日常にどう生かすかという視点からスピリチュアルケアについて考えてみたいと思います。

かつてミャンマーで慈悲の瞑想を学んだ時、一番驚いたのは、最初に自分自身を慈悲で満たすことから始めなさいと言われたことでした。そして、アビダンマ仏教心理学では慈悲を「怒りのない心」と定義することを教えていただきました。どのような怒りからも解放された心は、どんな対象もありのままに受容することができ、そのように存在そのものを受けとめることが慈悲の基本だというのです。

また、怒りには外向きの怒りである憎しみや敵意、内向きの自己嫌悪や罪悪感、内外を出入りしながらイライラする怒りなどがあり、そうした多様な怒りから解放されて安らいだ状態を幸せだと思えることも大切です。

慈悲を送る相手と方法

具体的には「私は敵意のない者となれますように、自らを責めて苦しむことがありませんように、怒りから解放されますように、安らかで幸せに暮らせますように」と祈るように教えていただきました。

こうして自分自身を慈悲の心で満たせるようになってから、その安らいで満ち足りた心で他者に向けて慈悲の心を送ります。

具体的には、個別に慈悲を送る方法と、だれかれを区別せずにあらゆる生き物たちに慈悲の念を遍満させてゆく方法とがあります。

個別に送る方法では、自分自身に送ったのと同じような方法で、①尊敬する人　②好きな人　③特別な関係のない一般の人　④嫌いな人の順番で送ってみます。

嫌いな人に慈悲を送ろうとするのは難しいものです。無理せず、その人のどんなところが嫌いなのか、自分にも似たところはないのかなど考察する工夫をしながら挑戦してみます。どうしても苦しい場合には、やりやすい人に戻って落ち着くようにします。

区別せずに遍満させてゆく場合には、呼吸に合わせて、息を吸いながら「生きとし生けるものたちは」と、そして息を吐きながら慈悲の心が光になって胸のあたりから四方八方に遍満してゆくイメージを持って「安らかで、幸せでありますように」と祈り念じます。

愛憎の感情をありのままに見る

こうした修行法は、集中力を養うイメージトレーニングです。これに対して、慈悲の遠い敵と近い敵を見極めるという行法があります。

ブッダが大切にした如実知見によって日常的な感情の起伏を見守ることによる慈悲へのアプローチです。正反対の感情である憎しみや怒りが遠い敵であり、似て非なる感情である愛欲が近い敵です。「愛憎こもごも」といわれます。

人間関係において愛憎の間で揺れ動く心を、善悪の価値判断を手放して、ありのままに受けとめ、しっかりと感じきりながらその起承転結を見守ります。すると、両極の中心にある心でかかわれた時がお互いにとって一番いい関係になっていることを実感し、慈悲を体得することができます。親子や夫婦関係など親密な関係では、愛憎という感情の両極端を避けて通ることはできません。親しいということは、好きなだけではいられないということであり、大嫌いになって喧嘩してしまったとしても仲直りできるという信頼感や安心感があるということです。仲直りしてお互いの間に笑顔が戻ってきてくれると、復讐したり意地悪したりして「悪かったなぁ」と言えず、心に抱えていた罪悪感のような不安な気持ちが、ふっと優しさや思いやりに生まれ変わる瞬間があります。

悪感情も思いやりに変えるために

しかし、そのようにして思いやりに生まれ変わることのできなかった罪悪感はどうなるのでしょうか？　抱きとめられて許され生まれ変わる機会が与えられなかった罪悪感は、抑うつや突発的な攻撃衝動として人生の中で輪廻を繰り返してゆきます。

私たちが思いやりの心をもてるようになるのは、多くの人間関係の中で受けとめられ許される体験を積み重ねることができたからなのです。スピリチュアリティの特徴は、人生全体を俯瞰的に見守る視点を提供してくれるところにあります。その俯瞰的な見守りの中で、愛憎などさまざまな感情の起伏を、善いとか悪いとか決めつけられることなく、「そうなんだねぇ」とありのままに共感しながら寄り添ってもらえると、私たちの心の中には自然に思いやりという慈悲心が生まれてくるのです。そうしたお互いへの思いやりによって、私たちは厳しい自然環境を群れとして生き抜いてきたのです。

三宝で、サンガを大切にする意味もそこにあります。

48 怒りをどのように受けとめるか

被災者もケアする人も疲れていた

東日本大震災から六年が経った二〇一七年のことです。まだ仮設住宅に一人で暮らしている漁師さんのところに、また泊めていただきました。いつものように手料理でもてなしていただいたのですが、これまでになく疲れがたまっている様子に心が痛みました。

初めて仮設住宅にお世話になった時には健在だったお父さんが亡くなり、遺影と位牌に向かい読経させていただくようになって三回目の訪問でした。

その被災地訪問では、初めて私の専門とするマインドフルネスを前面に出してボランティア活動をさせていただきました。仮設住宅から復興住宅に移った住民の皆さんに、「安心できるリラックス法」としてマインドフルネスを体験していただいたり、病院やケアセンターで働いている看護師長さんや職員さんたちにマインドフルネスを体験していただいてからお話を伺ったりという交流をさせていただいたのです。

そうした中で感じたことは、これまでになく疲れていたのは漁師さんだけではなく、患者さんや住民の皆さんからクレームを受け、怒りをぶつけられている（自らも被災している）ケア提供者の皆さんも疲れていたということです。これまでなんとか我慢して頑張ってきた中でため込んできたものが、自分なりのスペースが持てるようになって吹き出してきて、優しく話を聞いてくれる「いい人たち」へのクレームとして現れているのだと思います。

そこで、怒りのステージという視点から、大震災の復興プロセスと支援のあり方について考えてみたいと思います。

マインドフルネス体験会

復興住宅でのマインドフルネスの体験会は、午前中はバラバラな地域から入居して間もない復興住宅で、午後は同じ地域から引っ越してきてしばらくたっている復興住宅で開催しました。だいたい同じ内容でやってみたのですが、参加してくださった皆さんの反応は全く異なったものでした。午後の会は和気あいあいと話が弾んで盛り上がり、最後には線香の立て方や焼香の仕方など死者を弔う儀礼に関する細かな心配についての質問も出たりして、とても和やかに進みました。一方、午前中の会は、特に最初は緊張感が漂い、お互いの名前もよく知らない中で交流することの困難について指摘してくれる人もいて、なかなか打ち解けて交流できない様子でした。復興住宅に入居してきて間もなく、つながり作りを最優先にしなければならない時期であることを痛感させられました。それだけに、ただ身体を動かしながら深呼吸したり、自分の身体に手を当ててぬくもりを感じたりすることの有用性が浮き立った感じがありました。

二泊目には、高台に新築したばかりの太鼓隊隊長さん宅にお世話になったのですが、そこでも新しい自治会作りに関する懸念が話題に上がりました。コミュニティが作り変えられる際に一番大切なことが、この「つながり作り」なのだと思います。

ケアする人に向けられた怒りのわけ

新しい病院の師長さんたちは、仕事が終わった後に時間を取って集まってくれました。マインドフルネス体験会の話を聞いて、ケアセンターの皆さんも参加してくださいました。簡単な説明と実践をしていただいた後の質問の時間に、クレーム対応の難しさが何人かから異口同音に出てきました。

私は以前ファシリテーションについてのワークショップを行っていた時に、阪神淡路大震災後の街づくりに第三セクターとしてかかわった人から「なんで自分がこんなに住民から怒りをぶつけられるんだろうかと思った」というお話を聞いたことがあります。

その時に、

①否認
②怒り
③取り引き

④抑うつ
⑤受容
というキューブラー・ロスの死の受容への五段階のお話をさせていただくと、その人は「何となく分かる気がする」とおっしゃっていました。大切なものを失って、そのことを受け容れて立ち直ってゆく集団としての過程にも通じるものがあるようです。

怒りの段階において大切なことは、誰かがその怒りをしっかりと聞いてあげることです。そのためには、「その怒りは自分に向けられたものだ」と個人的に受け取ってしまわないことが大切です。そうすると、聞くことと流すことが同時にできるようになります。今回は、そのためのコツをお伝えしてみました。

そうして怒りを吐きだした後には、家族の抱える難しさや悲しみの問題が語られることが少なくありません。そこまで行き着けたら、怒りは、新たに深いレベルで親しくなるためのいいきっかけになってくれます。そこまでサバイバルするために仏教瞑想は役に立ちます。頑張っている皆さんの大変さを感じて、この二〜三年は、求めがあれば年二回くらいはマインドフルネスでボランティアしてもいいかなぁと思いました。

49 医療者を育てるリハビリテーション

二〇一九年四月に新しい職場に移り、まだ研究室の整理も終わっていないのですが、桂川と富士山という二つのキャンパスに通い、教え始めながら感じたことを通して、スピリチュアリティと人間性のつながりについて考えてみたいと思います。

新しい職場になって一番嬉しかったことの一つが通勤路周辺の景色です。どちらのキャンパスに通うにも車で一時間ちょっとの道のりなのですが、特にこの季節、桜や桃の花、そして新緑の芽吹きが美しく、「こんなにも自然の景色で人の心は躍るものなのだなぁ」と感動しています。

今日は何を見たいかで、少しずつ道筋を変えてルートを開拓するのも楽しみの一つで、桃源郷や原生林や渓谷の道を運転しながら、「昔、馬にまたがって甲斐の国をこうやって見回っていた時があったなぁ……」というような感動が湧いてきて、涙がこみ上げてくるような時もありました。

標高二百五十メートルの自宅から勤務地までの標高差が八百メートルほどあるので、開花にも芽吹きにも時差があって、走りながらその差を愛でるのも自然の中での学びの一つです。

それぞれのルートには、突然、富士山が間近に姿を現すポイントがあって、その時によって雰囲気の違う富士山の威容が楽しめます。山の天気は変わりやすいので、家を出る時には「今日は見えないだろうなぁ」と思っていても、雲間から少し顔を出している姿が神秘的だったり、お昼を過ぎたらスッキリと晴れて全容を現してくれたり、こちらの想定を超えて変化し続ける自然のあり様について常に教えられているような気がいたします。

ケアには人の生育歴が表れる

健康科学大学に呼んでいただいた理由は、豊かな人間性を培う教育を再構築してほしいということからでした。看護、理学療法、作業療法、福祉心理という四つの学科からなる大学の建学の精神には、「豊かな人間力」「専門的な知識・技術力」「開かれた共創力」の三つを兼ね備えた人材育成がうたわれています。

どの学科でも、「専門的な知識・技術力」を身につけるための専門教育が二年生から本格化してゆきますので、そうした専門性を身につけるための器を培う教育は、一年生の時の共通教育科目の中に組み込まれていなくてはなりません。かつては一般教養と呼ばれていた教育内容です。

看護、理学療法、作業療法では身体接触が一つのポイントになります。数多くの対人援助職の中で身体接触が許されているのは、こうした医療関係の専門家に限られるからです。

人間関係における身体接触を含む距離感の取り方には、その人が生まれ育ってきた歴史が反映されてきます。生育歴です。医療職は、患者の世話をしてくれる家族の誰がキーパーソンになるかを知るために患者の家族背景を尋ねることが多いのですが、自分自身の家族背景について学ぶための授業は皆無なのが現状です。

これまでのスピリチュアルケア教育の経験から、医療教育におけるこうした盲点を補ってゆく必要性を痛感していたので、新たに組み立ててゆく教育内容には、マインドフルネスを触媒として、家系図を使った生育歴の振り返り方、身体接触を含む距離感や立ち位置、そして触れ方についての学びを組み込んでゆきたいと考えています。

リハビリとは身体の付きあい方

担当を依頼された授業の一つに「健康とリハビリテーション」というリレー式講義があります。各分野の専門家によるもので、私はその最後に「全人的医療とスピリチュアリティ」を担当することになっています。自分の担当でなくても全部の授業を聴いてみようと思って参加していますが、どの専門性の話も興味深く、授業の終わりには担当の先生の所に行ってつながり作りをするように心がけています。

リハビリテーションという言葉の語源には、「適する・生きる」という意味があります。生まれてすぐの子育ては、この身体に住み込むための支援です。成長してから怪我をしたり病気をしたりした後には、もう一度その身体との付きあい方を学びなおすための支援としてのリハビリが求められます。

そして人生の最期には、この身体から旅立ってゆくための学びと成長を支える必要があり、それがスピリチュアルケアの本質となります。

生老病死のすべての風景の中で、この身体とどう付きあいながら人生についての学びを深めてゆくか、それが健康を支えるスピリチュアリティの視点なのだろうと思います。そして、スピリチュアリティに支えられた「豊かな人間力」という土台の上に「専門的な知識・技術力」を身につけることができれば、現場に出た時、患者や家族、そして地域の人たちと一緒に「開かれた共創力」を発揮することができるような人になれるのだと思います。

終章

今みんなで考えてゆきたいこと

50 今私たちが突入しつつある大量死時代に向けて

十年間にわたる「スピリチュアルケア講座」の連載を終えて本書を編むことになりました。今の私が痛感している「社会全体として取り組むべきこと」について書いておきたいと思います。

団塊の世代が後期高齢者になる二〇二五年には年間の死亡者数が百六十万人に達する超大量死時代に突入し、二〇三八年には百七十万人になってピークを迎えると予測されています。本人たちにとっても、子どもたちにとっても切実な問題です。そうした世代が親子で抱える問題が８０５０《はちまるごーまる》問題、７０４０《ななまるよんまる》問題などと呼ばれ、二〇一九年五月の川崎殺傷事件や同年六月の東京都練馬区で親が引きこもりの息子を殺害した事件のような形で、こうした問題を象徴する悲しい事件が続いています。

報道や解説では、こうした事件に名前を付け、週刊誌的な関心を満たす情報がある程度出揃うと、次の話題に移り、次第に忘れ去られてゆくという流れが繰り返されます。しかし、同時に報道されている沖縄の基地移転に伴う環境破壊や負担の不平等の問題、日米安全保障の問題、憲法改正の問題、児童虐待や介護虐待の問題そして発達障害の問題などとこうした事件のつながりについては考える機会が与えられません。

私がこの連載を通して伝えようとしてきたスピリチュアリティの本質は、こうして細切れに報道される事件とその背景にある諸問題が現代史の中でどのようにつながっているのかを全体的に捉える俯瞰性にあります。

換言すると、本当にスピリチュアルなレベルでのケアがなされているときには、個別の問題に対するケアがなされているのと同時に、その問題を生み出す背景に存在するより大きな社会的かつ歴史的な問題に対するケアもなされているはずです。私はそのように信じて、スピリチュアルケアを実践し、その背景となる基礎理論を構築し、実践的な援助法を開発してきました。

門司のビルマ僧院でのこと

私がビルマに修行にゆくご縁をいただいた門司《もじ》のビルマ僧院世界平和パゴダは、第二次世界大戦のインパール作戦などでビルマに従軍した帰還兵たちが戦没者の慰霊を目的として、ビルマ政府の協力のもとに建立された寺院です。

私はビルマでの修行を挟んで数年間をこのビルマ僧院で過ごさせていただきました。その間、幾度となく戦友の皆さんが集って慰霊祭が催され、その後の親睦会でお酒が入ると、目の前で死んでいった戦友の名を呼ぶ絶叫が聞こえてくることが何度かありました。その頃の私にはトラウマやPTSDに関する知識がなく、その絶叫が何を意味して、どう対応したらよいのかについて何も知りませんでした。いつもはパゴダのお世話をしてくださる皆さんがその晩に見せる変化の意味について何も分からないまま、私はビルマでの修行を終え、カナダ・イギリス・アメリカでの遊行遍歴の中で心理療法を学んで帰国しました。

大学で仏教瞑想と心理療法を統合したスピリチュアルケアについて研究するようになり、トラウマやグリーフという概念を知りPTSDや複雑性悲嘆の研究者たちとの交流が深まり、マインドフルネスがブームになるにつれてその精神医学的な含意について考えるようになりました。今の私には、あの当時のビルマ僧院での絶叫が全く違ったように聞こえてきます。今の自分なら、あの頃とは違う対応をしていたであろうと思います。戦友たちの絶叫をもっと近くに寄り添って聴き、よもやま話の中で彼らの家庭での困りごとや愚痴ばなしに耳を傾け、子どもたちや孫たちとの交流についても話を向けてみたかもしれません……。

今を生きることで戦後を生き抜く

戦争が終わった時、多くの人々はどこかでホッとして、復興に身を挺していったのではないかと思います。

驚くほどの経済的復興が進む中、核家族化し、労働力として駆り出された父親が家庭から不在になり、生産と消費の歯車として利用される家庭の密室の中で起こっていたことが家庭内暴力、不登校、引きこもりなどの問題となって表面化して来たのは七〇年代も後半のことだったと思います。同じ頃、家で死ぬ人の数と病院で死ぬ人の数が逆転し、それと前後するようにボーダーラインパーソナリティの問題から発達障害の問題へと話題が転換してゆきました。

東日本大震災の復興支援にかかわりながら、PTSDや複雑性悲嘆の視点から戦後のこうしたやり残しの問題に取り組んでゆく大きなチャンスになるかと思ったのですが、東京オリンピックの話題にかき消されて忘れ去られたかのような寂しさがあります。

だからこそ、今私たちが突入しつつある超大量死時代に向けて、それぞれがどのように死んでゆきたいのか、看取ってゆきたいのか、ともに生き抜いてゆきたいのかを考えることによって、新しい社会における絆づくりに取り組まねばなりません。自分を大切にしながらしっかりと悲しんで、失ったものの意味を見いだすことによって新しい命を育む力を生み出すこと。そうして今ここに向かいあうことによって、やり残してきた戦後の問題にも向かいあってゆくことが必要なのではないかと思います。

むすびに

本書で述べさせていただいた、全身全霊で生きることとしての私なりのスピリチュアルケアを支えてくれたものについて簡単に話しておきたいと思います。私の人生を貫くような原風景と、仏教瞑想と心理療法との出会いです。

小学校に上がるくらいの頃のことだったと思います。ある寒い朝、私は納屋の板壁から漏れ入ってくる幾筋かの朝日の中で小さなチリがキラキラと虹色に踊っているのを眺めていました。まだ周りに家が立て込んでいない田舎の夜空には天の川が流れていました。目の前の光輝くチリのダンスと、夜空の天の川が重なって見えてきました。ふと、ポケットに突っ込んでいた手の指先の爪の間にくっついているゴミと光の中で踊るチリを見比べながら、「あのチリの中にも、天の川と同じような広い世界が隠れているかもしれない。そして、天の川の世界と、光の中で輝くチリの世界と、チリの中に隠れているかもしれない小さくて広い世界をつなぐものを見つければ、僕は自由になれるかもしれない……」、一瞬そんな思いに耽りました。これは子どものイメージ体験を大人の言葉で表現したもので、今の私なら、「宇宙と日常生活と量子の世界をつなぐ真理を発見することで解放される」と表現してみたくなる内容です。

見方を変えると、解放されたいと思うくらいの「重苦しさ」を感じていたのだと思います。その重苦しさこそブッダが人生の苦（dukkha）と呼んだものであり、私は知らないうちに仏教の解脱を求めていたのだと思います。

そんな私は高校時代、倫理社会の教科書で道元の「仏道をならふというは自己をならふなり。自己をならふというは自己をわするるなり。自己をわするるというは万法に証せらるるなり」という言葉に出会って、自分が求めているのはこれだと思い、坐禅を始めるようになりました。その探求を満たしてくれたのは、ビルマに伝わるヴィパッサナー瞑想の実践であり、その背景となっている経典の教えの学びでした。

瞑想修行がひと段落して経典やその解釈学などを一通り学んだ頃には、「自分の人生はこれで決まりかなぁ」と思ったこともありました。しかし、私の人生を次のステージに押し出したのは、経典の中にあるマインドフルネス（念）に関する次のような教えでした。それは、呼吸、感覚、感情や思考をはじめとするあらゆる瞑想対象を、①自分の呼吸など、②相手の呼吸など、③自他の呼吸など、という三つの視点から繰り返しありのままに観察しなさい、というブッダの教えでした。私はこれらを主観的観察、客観的観察、間主観的観察と呼んでいます。

ブッダが経典の中で教えている三つの観察法のうち、伝統仏教が教えてくれたのは、①の観察法だけでした。残りの二つ、特に③の間主観的な観察法について探求したいという願いが、私をビルマから旅立たせ、カナダ、イギリス、アメリカでの瞑想指導と心理療法を学ぶ次の旅路へと導いてくれました。

カナダでヴィパッサナー瞑想を教えていた時のこと、生徒の一人が「心理療法の言葉で瞑想を教えてほしい」と願い出てきました。彼女は私を一人のセラピストに紹介してくれました。私が「心理療法って何ですか？」と質問すると、「受けてみるのが一番だよ」と言って、彼は一年間ほど私に心理療法を無料で体験させてくれました。それから、「理論も勉強してみる？」と言って、彼が理事を務めるセラピスト養成センターで理論的な勉強を一年間ほどさせてくれました。後から聞くところによると、そのセンターの創設者たちは元カトリックの神父やシスターたちで、彼らは精神分析を学んだあとで還俗して、心理療法で社会貢献するためのコミュニティづくりに挑戦したのだそうです。

　こうして私は宗教を超えた支援を受けながら、ブッダが二千六百年前に教えてくれたマインドフルネスの間主観的な観察と実践とは何かについての探求を続けることができたのです。そして、精神分析や対象関係論の視点からブッダの観察戦略を現代的に再構成するのが仏教の現代化のために一番の道ではないかと思うようになっていったのです。

　こうした歩みを支えてくれた三人組がいました。マインドフルネスに基づいたストレス低減法（ＭＢＳＲ）を創始したジョン・カバット・ジン、仏教瞑想と精神分析を革命的に架橋した精神科医のマーク・エプスタイン、社会心理学から瞑想指導者への道を歩んだラリー・ローゼンバークです。後から分かったことなのですが、彼らもお互いをダンマ・フレンド（法友）と呼び合っている修行仲間だったようです。マークによると、カバット・ジンがＭＢＳＲを創始するインスピレーションを得たという瞑想合宿にはラリーとマークの二人も一緒に参加していたのだそうです。ラリーは、私が還俗するときの相談相手になってくれました。ジョンは、還俗直後の私に奨学金を出してくれてＭＢＳＲのインターンシップを体験させてくれました。そしてマークは、心理療法と仏教瞑想をつなぐための私の新しい試みをよき先輩として応援してくれています。

私にとってのスピリチュアルケアは、人生のあらゆる出会いの中でブッダの教えてくれたマインドフルネスを実践することにほかなりません。ただ、それぞれの分野で悩んだ時にいろいろな仕方で応援してくれる日本の先輩方がいました。友人を自殺で失った時に話を聞いてくださり心理療法の多様性を教えてくれた河合隼雄先生、木村敏先生、藤縄昭先生。開院間もない沖縄県具志川市（現うるま市）のいづみ病院で患者さんとの触れ合いの機会を与えてくれた高江洲義英先生。緩和ケアの研修会や陪席研修などで独自の臨床感覚を伝えてくださった神田橋條治先生。帰国後の私の悩みに耳を傾けながら患者の人権という視点から解放について考えることと音楽療法について教えてくださった松井紀和先生。そして一番びっくりしたのは、松井先生によると、皆さんはいろいろな仕方でつながっていたようなのです。

私は、こうしたいろいろな流れに支えられながら人生の探求の旅を続けています。教育や臨床の現場で生徒あるいはクライアントとして出会い、共に悩みながら生き抜く道を探し出す機会をくださった皆さんに感謝しています。皆さんの人生に触れさせていただくことがなければ、今の私のスピリチュアルケアはあり得ませんでした。

そして最後に、私に命をつなげてくれた両親をはじめとするご先祖様たち、妻千栄子、長男陽斗そして長女真帆に感謝します。喧嘩したり仲直りしたりしながら人生の喜怒哀楽を共にし、考え悩み喜び泣く機会を与えてくれてありがとう。こうした家庭生活がなかったら、私なりのスピリチュアルケアを探求する原動力は生まれてこなかったと思います。

みなさんに、ありがとう。

二〇一九（令和元）年七月十九日

父の好きだった庭を眺めながら　　井上ウィマラ

著者紹介

井上 ウィマラ *Vimalra Inoue*

1959（昭和34）年、山梨県生まれ。京都大学文学部哲学科中退。曹洞宗とテーラワーダ仏教で出家修行し、カナダ・イギリス・アメリカで仏教瞑想を指導しながら心理療法を学ぶ。マサチューセッツ州バリー仏教研究所客員研究員を経て還俗後、マサチューセッツ大学医学部ストレス緩和プログラム（MBSR）を特待生として研修修了。2005年より高野山大学准教授、2013年より同教授、2019年より健康科学大学教授。著書『呼吸による気づきの教え』、共著『スピリチュアルケアへのガイド』、訳書『ブッダのサイコセラピー』、編著『仏教心理学キーワード事典』など多数。

初出誌
本書は月刊『寺門興隆』および『月刊住職』（以上、興山舎刊）の2009年9月号から2019年7月号までの連載をもとに再編集・再構成したものです。

子育てから看取りまでの臨床スピリチュアルケア

2019年9月15日　第1刷発行

著者Ⓒ　井上 ウィマラ
発行者　矢澤 澄道
発行所　株式会社 興山舎
〒105-0012東京都港区芝大門1-3-6
電話 03-5402-6601
振替 00190-7-77136
http://www.kohzansha.com/

印刷
製本　中央精版印刷 株式会社

ISBN978-4-908027-77-2　C0011
定価はカバーに表示してあります。
落丁・乱丁本はお手数ですが、小社宛にお送りください。
送料小社負担にてお取り替えいたします。